Долма Джангкху

(М. В. Николаева)

Биодуховная адаптация

Травы для йоги и аюрведы

Предыдущие издания

Долма Джангкху «Травы для йоги» - «Амрита-Русь» (Москва, 2006-2008)

Долма Джангкху «Аюрведическая духовная практика» -

«ЛитРес» (Москва, 2010)

Мария Николаева «Травы для йоги и аюрведы» -

«Традиция» (Москва, 2014)

ISBN-13: 978-1466268319

ISBN-10: 146626831X

Долма Джангкху

(М. В. Николаева)

Биодуховная адаптация

Травы для йоги и аюрведы

CreateSpace

2017

Долма Джангкху

(М. В. Николаева)

Биодуховная адаптация

Травы для йоги и аюрведы

Два предисловия к третьему изданию

Слово врача

В современной медицине есть несколько тенденций. Прежде всего, высокие возможности инвазивной диагностики и инвазивных методов лечения (способность проникнуть в брюшную полость, заглянуть в просвет кишечника, сосудов, полостной системы почек и оценить их состояние), возможность при помощи компьютерной томографии и ядерно-магнитных исследований также оценить состояние внутренних органов, включая органы центральной нервной системы и сосуды. В этом сильная сторона современной медицины: можно объективно увидеть всего человека изнутри, он делается практически прозрачным, а болезни – визуально очевидными и одновременно подтверждаются данными биопсии.

Другая тенденция – значительное влияние на лечение оказывают фармакологические компании, финансируя научные исследования связанные с использованием и разработкой новых лекарственных препаратов. Однако они не заинтересованы в фундаментальных исследованиях, связанных с системами традиционной медицины восточных стран, таких как китайская и индийской. Вот почему в частности аюрведа остается не до конца осмысленной с позиций современных научных медицинских представлений.

Ценность аюрведы заключается в ее способности противостоять широкому кругу хронических заболеваний путем налаживания образа жизни в целом, подбором питания и препаратов растительного происхождения. Ценность данной книги заключается в том, что читатель может познакомиться с концепцией аюрведического здоровья, а также имеются указания на доступные растительные препараты, которые являются аналогами лекарств из растений, произрастающих на Востоке.

Для преподавателей йоги, которая стала необыкновенно популярна в России, будет крайне полезно ознакомиться с лекарственными средствами растительного происхождения, имеющими четкие показания к применению, действие которых проверено многовековым опытом использования. Одно из перспективных направлений развития йоги в России является адаптация данной системы к достаточно холодному климату нашей страны.

Врач Андрей Евгеньевич Вахрушев

Санкт-Петербург, 2014

Слово ботаника

Живые растения издавна связаны в сознании человека с жизненной силой, и это со всех сторон правильно. Кислород для дыхания, питательные вещества для тела, красоту и вдохновение – пищу для души – мы получаем от них.

Взаимодействие человека и растений рассматривается во многих системах человеческого знания, как очень древних, так и самых современных, однако интересующие нас аспекты этого взаимодействия в основном одни и те же. В каждом случае мы рассматриваем набор растений, оказывающих физическое, химическое, биологическое и психологическое действие на человека, а целевое применение этого действия включает в себя: нейтрализацию неблагоприятных воздействий окружающей среды; повышение жизнеспособности человеческого организма; создание режима наибольшего благоприятствования, который будет способствовать расширению возможностей человека и индивидуальному развитию.

Древнеиндийские системы йога и аюрведа, ориентированные на пробуждение и расширение возможностей самого человека, также используют растения в этом качестве. Однако то, что эти системы очень древние, означает также их тесную связь с традиционным индийским мировоззрением, которое является их составной частью.

В индийских традициях принято представлять мир в целом как огромный «лес», в котором обитают животные, люди и божества. При необходимости сведения леса для человеческих нужд считалось правильным создать на оголенном месте «лес» иного типа — сад или рощу.

С современной точки зрения это очень практичный подход. Научные исследования многократно доказывают, что соседство живых зеленых растений для человека благоприятно по вышеупомянутым трем пунктам, только воздействие в данном случае производится на организм через среду его обитания. В этом ракурсе набор растений, оказывающих соответсвующие воздействия, крайне обширен: практичеки ВСЕ выращиваемые человеком растения влияют на него физически (увлажнение воздуха, осаждение пыли), химически (выделение кислорода и поглощение углекислого газа, поглощение из воздуха вредных химических примесей), биологически (фитонцидное воздействие) и психологически (если Вы сами не помните, что Ваша родина – лес, то Ваше подсознание в курсе). А все вместе оборачивается жизненной силой, которая прибывает от такого соседства.

Есть и другие резоны не только использовать растительные препараты в процессе занятий йогой, но и самостоятельно выращивать растения дома или на загородном участке. Не так важно, делаете Вы это для получения экологически и энергетически чистого лекарственного сырья, для приобщения к всеобщим природным принципам (говоря языком Аюрведы – божественным силам) или для вдохновения чарами индийской природы. Главное – это участие живых растений в Ваших практиках, их жизненная сила, которой они поделятся с Вами.

Ботаник Юлия Владимировна Тарасова,
Соавтор части «Травы для йоги»
Санкт-Петербург, 2014

Травы для йоги

Опыт адаптации к умеренной зоне

Большинство книг по йоге и аюрведе, как правило, обладает существенным недостатком: если речь идет о растениях, которые рекомендуют применять, фигурируют только названия, причем в основном индийские или обиходные английские. Что это за растение – понять трудно, соответственно, совету невозможно последовать. Кроме того, в повседневной оздоровительной практике практичнее использовать местные растения, эквивалентные по воздействию традиционным индийским, которые почти нереально достать.

Все эти недостатки авторы стараются исправить в данной книге, продолжая работу специалиста по аюрведе д-ра Дэвида Фроули, составившего арсенал "подсобных йогических растений" для Америки. Здесь его рекомендации адаптированы для России, а без таких сведений следовать советам, почерпнутым из переводной литературы, невозможно.

Введение.
Йога-терапия и аюрведа

В древности йога сложилась как система практических знаний, ведущая к духовному просветлению. Сейчас к йоге обращаются в основном для оздоровления тела, успокоения психики, развития разума. Применять ее могут люди в самых разных состояниях — как здоровые, так и больные. Йога-терапия тоже очень древнее искусство, во многом пересекающееся с аюрведой — древней индийской медициной. Как лекарства здесь применяются только травы и другие природные средства. Таким образом, сочетать для преображения тела и сознания практику йоги и прием трав — идея далеко не новая.

Для приема трав как «лекарств» или «пищевых добавок» нужно не только вырастить их и приготовить. Вам необходимо создать в теле условия для доставки их к нуждающимся тканям и органам, а также полного усвоения. Справиться с последней задачей прекрасно помогают средства йога-терапии. Вам предстоит освоить несложные крийи — очистительные процедуры, асаны — положения тела, пранаямы — техники управления дыханием, медитации — способы расслабления тела и сосредоточения сознания. Все эти средства применяются и здоровыми людьми для развития тела и сознания.

Рассмотрим их по порядку. Очищение чаще всего производится с помощью воды, которую можно обогащать травяными настоями. Здесь травы помогут вам промыть тело снаружи и изнутри (нос и кишечник), а также избавить от токсинов все клетки тела. Далее, те или иные положения тела создают давление и растяжение в разных тканях и органах, усиливая потоки крови, вместе с которыми переносятся нужные вещества. В йога-терапии известно много асан, положительно влияющих на больные органы, и если вы пьете настои до их выполнения, то эффект будет сильнее. Так, если вы страдаете от запоров, то прием слабительных отваров нужно сочетать с позами, воздействующими на кишечник.

Теперь перейдем к «тонким» уровням практики йоги. Управление дыханием (пранаяма) способствует газообмену в крови, улучшая само «транспортное средство». Также оно приводит в равновесие праны — тонкие субстанции, создающие энергетическую матрицу тела. Травы для пранаямы усиливают оба влияния. И, наконец, расслабление тела в медитации делает его проницаемым для потоков крови и энергии, а сосредоточение внимания на данном органе привлекает эти потоки именно к нему. Итак, травы для медитации влияют на разум через тело, а затем разум, в свою очередь, влияет на тело с помощью медитации.

Для людей «практически здоровых» сочетание приема трав с практикой йоги будет действовать примерно также. Но травы помогут вам, даже если развитие путем йоги интересует вас в большей мере, чем оздоровление. Многие практикующие настроены скептически к приему «допингов», считая практику самодостаточной. Однако в самой Индии бытует мнение о том, что на какой-то ступени прием трав дает дополнительные возможности, без которых высокие достижения совершенно нереальны. Но ведь эти возможности — повышение гибкости и силы тела и т.п. — неплохо использовать и начинающим. Травы способны намного облегчить вам первые нелегкие шаги освоения йоги.

Такой точки зрения придерживается специалист по аюрведе Дэвид Фроули, который приводит в своих замечательных книгах «Йога и аюрведа», «Йога трав» и «Аюрведическое целительство» перечни трав, пригодных для занятий *асанами*, *пранаямами* и медитацией. Трудность в том, что почти все названные травы индийские, а русскому йогу их просто негде достать, да и сами названия ничего не говорят. Но на самом деле часть из них вполне реально «опознать» и вырастить в домашних условиях, о чем мы и расскажем в этой книге. Именно растения, которые вы сможете применять в свежем виде, мы будем приводить в первую очередь.

Как пользоваться этой книгой? Дело в том, что большинство трав обладает множеством полезных свойств и пригодны для разных целей. И наоборот, такие состояния, как расслабление и сосредоточение, нужны на всех этапах занятий йогой, но в разном «качестве». Чтобы расслабиться перед выполнением асан и погружением в медитацию лучше применять разные травы. Вот почему в каждом разделе, приводя длинный список растений, мы выбираем лишь несколько из них, чтобы описать подробно. Как правило, это либо самые подходящие, либо самые доступные травы. Но ведь разным людям «подходят» и «доступны» разные вещи... Если вы предпочтете другое растение, вы найдете его по указателю.

Глава 1.
Травы на подступах к йоге

Йога предполагает достижение сверхъестественных способностей, исходя из состояния обычного здоровья. Однако современному человеку даже «норма» оказывается недоступной. Вот почему начинать практику йоги вам, скорее всего, придется с йога-терапии. В худшем случае методы йоги привлекли вас как «средство нетрадиционной медицины», когда болезни запущены и уже ничего не помогает. Тогда особенно имеет смысл сочетать их с приемом трав, сок которых послужит живительной *сомой* (нектаром бессмертия). Однако нетрудно догадаться, что после выздоровления вы не остановитесь на достигнутом. Всякий, кому довелось испытать «чудесное исцеление», никогда уже не оставит практику йоги, и вдохновение поведет вас дальше.

Итак, имеет смысл поговорить о йоге, прежде чем знакомиться с йога-терапией. Основное отличие йога-терапии от практики йоги состоит в порядке действий и их цели. Практика йоги опирается на стройную систему, где один шаг следует за другим, а в результате обычный человек превращается в просветленного. Система одинакова для всех, и каждый должен самостоятельно прилагать усилия, чтобы находить способы следовать к общей цели. В йога-терапии исходят из состояния больного человека, который заведомо не способен выполнять требования, предъявляемые на пути развития. Даже сами средства йоги оказываются слишком сильными, поэтому их приходится приспосабливать к нуждам страждущих.

Однако и средства йоги менялись на протяжении веков. Практика йоги в древнем классическом варианте предполагает следующий путь. Сначала вы приводите в порядок образ мыслей и способы действия в мире, следуя строгим нормам (яма и нияма). Затем вы работаете с телом: вас ждет освоение правильных поз и управление дыханием (асана и пранаяма). Впоследствии вы готовы к отвлечению чувств от внешних объектов и сосредоточению внутри себя (пратьяхара и дхарана). И, наконец,

10

вы погружаетесь в созерцание истины и достигаете просветления (дхьяна и самадхи). Как вы помните из введения, все эти методы до сих пор пригодны для такой простой задачи, как повышение эффективности приема трав.

Учителя хатха-йоги в средние века добавили крийи — очистительные процедуры для тела и сознания, которые желательно провести в самом начале. Они исходили из того, что даже следовать моральным предписаниям (яма и нияма) сложно для больного человека, ведь нечистота тела загрязняет сознание. Кроме того, они обогатили методы работы с телом (асаны и пранаямы) особыми приемами — жестами и замками (мудрами и бандхами). Такие приемы позволяют создавать напряжение в нужных зонах тела, предотвращая утечки энергии из организма. А ведь сила нужна телу для здоровья в первую очередь. Что же касается высших ступеней йоги, то развитие получила теория «поднятия *кундалини*», о которой сегодня многие наслышаны.

Наконец, современные мастера йоги пользуются накопленным опытом, но предпочитают сознательно нарушать эту стройную последовательность. Ведь «среднего человека» на самом деле не существует, а каждый имеет какие-то отклонения от нормы. Кроме того, наше общество не требует такого строгого соблюдения норм и прохождения возрастных этапов, как в древней Индии. Вот и получается, что люди одного возраста и той же профессии могут отличаться очень сильно. Таким образом, сначала появилось много методов, как использовать в терапевтических целях отдельные асаны и пранаямы. Затем для их выполнения были разработаны способы применения подручных средств и подготовительные позы, позволяющие подойти к освоению сложных.

Принцип современного подхода к практике: «Не человек для йоги, а йога для человека». Когда вы делаете свой выбор в пользу йоги, то, исходя из текущего состояния, для вас всегда можно подобрать те или иные методы из богатого арсенала йога-терапии. В этом вам способен помочь любой грамотный инструктор, а их постепенно появляется все больше. Например, если вы измучены стрессами, то прибегать к асанам рискованно, ведь без расслабления недолго и травму получить. В таком случае вам лучше «начать с конца» — достичь равновесия разума с помощью медитации, а потом спокойно разбираться с телом. Однако всегда может найтись немало доводов в пользу иного решения. Иными словами, йога-терапия требует индивидуального подхода.

Телосложение и три доши

Казалось бы, мы обнаружили противоречие: люди непохожи друг на друга, и каждый нуждается в особом подходе, но нужно привести общие рекомендации. Сталкиваясь с подобными трудностями, испокон веков люди пытались выделить некие «типы личностей». В аюрведе тоже считается, что всякое лечение должно начинаться с установления личной конституции. Сначала нужно определить тип отклонения от «нормы», а затем уравновесить субстанции в теле (*доши*). Индийские врачи выделяют три качества материи и энергии, из которых состоит организм человека: *капха* (вода), *вата* (воздух), *питта* (огонь). В идеале они должны быть сбалансированы, но в реальности так никогда не бывает, что и вызывает болезни или просто нарушения образа жизни.

Конечно, вам имеет смысл последовать мудрому совету и воспользоваться травами для разных типов конституций. Однако многие находят, что очень трудно отнести себя к какому-то типу, ибо их определение включает множество признаков. Прежде всего, если вы находите в себе все признаки в равной мере, значит, вы просто совершенно нормальны. Но если вам трудно разобраться с классификацией, оставьте самокопание, и прислушайтесь к себе в целом. В действительности, едва ли вас затруднит ответ на прямой вопрос, чего в вас больше — воды, воздуха и огня. Иными словами, склонны ли вы к глубине и холоду, либо парению и подвижности, либо свету и теплу. Ощущение «своей стихии» всегда однозначно, и вам будет трудно представить себя в ином облике.

Тем не менее, именно недостаток «иного» — главная причина всех ваших недомоганий и трудностей. В любом случае, вы исходите из данности, стараясь себе не повредить, ибо резкое внедрение «иного» опасно. Но постепенно вы вносите в свою жизнь и в свое тело недостающие элементы. Опытный инструктор йоги всегда поможет вам подобрать такую последовательность асан, в которой ваш тип будет не только учитываться, но и постепенно исправляться. Так же существуют разные типы *пранаям*, которые позволят вам добиться нужных эффектов: охладить организм (уменьшить *питту*), выровнять дыхание (восстановить *вату*), избавиться от тяжести (привести в движение *капху*) и т.п. Как вы видите, требование привести *доши* в равновесие вполне выполнимо не только перед практикой, но и в процессе занятий йогой. Исходя из ситуации, вы вольны решать, что делать.

Питта — горение и тепло

Питта — это «огонь»: устремленность ввысь, излучение света, согревание пространства вокруг себя. Безусловно, все это прекрасно, но в меру, иначе вы быстро начнете «сжигать» себя на работе, «опалять» страстью или гневом близких и метаться в жару под холодными компрессами. Если у вас преобладает *питта*, вы будете часто подвержены беспричинным повышениям температуры тела и загрязнению крови. Прежде всего, вам полезны водные процедуры, поскольку вода усмиряет огонь и смывает пепел. Восстановление организма нужно начинать с общего очищения, при котором применимы успокаивающие и очищающие растения: *алоэ, гудучи* и *барбарис,* а также зеленые овощи и фрукты.

Вы столкнетесь со значительными трудностями в освоении принципов *ямы* и *ниямы*, ибо люди огня обычно не признают никакой «морали». Вам следует контролировать мысли и эмоции и не давать гневу перегревать мозг. Сознание — это место обитания внутреннего огня на тонком плане, и мозг типа *питты* легко подвергается перегреванию. Именно в вашем случае лучше заняться йогой в обратном порядке: *медитация, пранаяма, асаны.* Разумеется, *медитация* должна быть направлена на расширение, а не сосредоточение, а *пранаяма* — на релаксацию, а не активизацию процессов. Среди растений, успокаивающих нервную систему, самые лучшие *готу кола (брахми), шатавари* и *джатамамси.* Лучше всего принимать их смешанными с молоком или *алоэ.*

Когда вы доберетесь до *асан,* то при выборе стиля хатха-йоги желательно остановиться на шивананда-йоге (упор на расслабление) или айенгар-йоге (упор на статику). Второй вариант предпочтительнее, если у вас также много *ваты*, иными словами, вас «ветром носит» и нужно «укоренение». Если же вы просто подбираете отдельные асаны для йога-терапии, то вам нужна последовательность, направленная на успокоение, расслабление, рассеивание, смягчение. Лучшая *асана* для вас — *Шавасана* (поза трупа). На втором месте должны стоять статические *асаны* в положении сидя, которые следует удерживать подолгу. Далее идут стоячие *асаны*, требующие «укоренения», особенно при раскрытии нижней части тела, т.е. позы с широко расставленными ногами. Полезны наклоны вперед стоя или сидя, а также скручивания позвоночника. Все это вы можете посмотреть в разделе асаны, где приведены и вспомогательные травы.

При том накале страстей, в котором прожигают жизнь люди *питты*, неудивительно, что немногие их них живут долго. Поскольку вы рискуете рано постареть, то имеет смысл обратить особое внимание на подспорья в омоложении. В данном случае прием трав может служить подготовкой к практики йоги вообще, если вы предпочитаете действовать в таком порядке: сначала оздоровление, затем развитие. Типичные травы *расаяны* для людей «огня»: *алоэ, амалаки, брахми, корень окопника, шатавари, шафран*. Все они описаны в нашей книге, а большинство из них можно вырастить самому (дома или на даче). Применяя их для восстановления после опустошения в пламени жизни, рекомендуем вам прислушиваться к тем рекомендациям, выполнению которых они помогают. Так, обнаружив *шатавари* в разделе «медитация на *чакре Муладхаре*», скорее всего вы увидите, что вам это нужно.

Среди всех названных трав проще всего выращивать дома *алоэ*, а на даче — *барбарис*, который описан в разделе о поддержании органов, ибо он прекрасно подходит для восстановления печени. Барбарис — горькая трава, обладающая силой выводить токсины из тела, и ее можно использовать для уменьшения *питты* и увеличения *ваты*. *Гудучи, амалаки* и *готу кола (брахми)* доступны только в виде препаратов, а *шатавари* можно выращивать как комнатное растение. *Джатаманси (нард)* легко найти в виде благовоний; кроме того, можно попытаться разводить его на даче, но здесь придется приложить немало усилий (прежде всего, чтобы добыть это индийское растение). *Нард* способствует расслаблению и успокоению, а *шатавари* оказывает сходное воздействие, но дополнительно повышает общую энергию.

Итак, мы расскажем о самом доступном растении — *алоэ*, а также кратко опишем *амалаки* в составе препаратов.

Алоэ

Алоэ распространено в диком виде в Африке и на Аравийском полуострове. Одним из первых видов, который использовался для лечения, было алоэ настоящее — *алоэ вера*. Алоэ — кладезь самых разнообразных целебных свойств. В Индии его называют *Кумари* — «дева», ибо оно передает омолаживающую энергию и вызывает обновление всего организма. В восточном полушарии успешно культивируются многие виды алоэ, ибо лечебными свойствами обладают около 15 видов.

В нашей стране в официальной медицине часто используется *алоэ древовидное*. Это одно из самых распространенных домашних растений, и как оно выглядит, знают практически все. *Настоящее* или *барбадосское алоэ* в комнатах встречается значительно реже, хотя выращивать его не сложнее, чем предыдущий вид. Это бесстебельное растение с многочисленными боковыми побегами; листья серо-зеленые, молодые — с белыми пятнами, очень сочные, 40-50 см длины, с шипами по краям. Выращивают в комнатной культуре и *алоэ устрашающее* с шипами по всей поверхности листьев, также обладающее лечебными свойствами.

Все виды рода алоэ — типичные листовые суккуленты. Происходящие из засушливых жарких районов, они предпочитают много солнца, хорошо дренированные песчанистые грунты, умеренный полив, особенно в зимнее время и прохладную зимовку. Размножают алоэ «детками», которые образуются у основания главного стебля материнского растения, или верхушечными черенками, которые подсушивают и укореняют в слегка влажном песке.

Амалаки

Амалаки (амла), или индийский крыжовник (эмблика лекарственная), является одним из целебнейших растений. Индийцам оно хорошо известно, ибо широко применяется во всех индийских системах медицины, встречается в лесах почти повсеместно, а его плоды служат важным источником пищи. Целебными свойствами обладают также листья, цветы, семена, кора и корни дерева, а многие компании культивируют его для изготовления стандартных препаратов. Можно не сомневаться, что и любители экзотических растений не обойдут его своим вниманием. Считается, что само это дерево действует благоприятно, дарует удачу, любовь и долголетие.

Амалаки — это небольшое деревце с корой зелено-серого цвета. Крона у него светло-зеленая, негустая, листья мелкие, изящные, немного заостренные. Особенностью этого дерева является то, что во время листопада вместе с листьями опадают и сами ветки. Цветы амалаки ничем не примечательны, зеленовато-желтые, собраны в соцветия под листьями на нижних частях ветвей и появляются в марте-мае. Плоды — небольшие, круглые, бледно-желтые, иногда зеленоватые, сочные и прозрачные, созревают в период от ноября до февраля.

Амалаки — одно из самых сильных омолаживающих растений *аюрведы*, основной компонент препарата *Чаванпраш*. Оно воздействует на все типы тканей, усиливает иммунитет, действует как питательный тоник. Активные вещества из разных частей растения очищают печень, кровь и кишечник, повышают гемоглобин, регулируют уровень сахара и холестерина, способствуют росту волос и ногтей, укрепляют кости и зубы. В составе препарата *Трипхала* это растение оказывает воздействие в основном на *питту*, тогда как другие два — *харитаки* и *бибхитаки* — на *вату* и *капху*, о чем пойдет речь ниже.

Вата — дыхание и парение

Вата — это «воздух»: парение и прозрачность, легкость и бескрайность, стремительный вихрь и опора для крыльев. Нетрудно догадаться, что избыток *ваты* приводит к ветрености и легкомыслию, потере равновесия и бессмысленному беспокойству, кашлю и астме. Иными словами, преобладание *ваты* сказывается в основном на состоянии *праны*, или тонкой

16

энергии, которой вам предстоит научиться управлять при помощи *пранаямы*. В практике йоги вам следует начинать с освоения именно техник *пранаямы*, чтобы научиться управлять собой. Конечно, желательно применять растения для пяти *пран*, — их списки приводятся в соответствующем разделе, но особенно полезна для вас трава *тулси* (базилик). Людям «воздуха» следует поддерживать в сбалансированном состоянии *апану* (нисходящий ток энергии), а некоторым полезно применение мягкого слабительного, например, *трипхалы* (препарат из трех трав).

Такие люди подвержены легкой потере уравновешенности и связи с землей, иными словами, их «носит ветром». Если вы часто меняете работу, неразборчивы в связях, склонны к мечтательности и построению «воздушных замков», не сомневайтесь — все это от преизбытка *ваты*. Пока вы не приведете себя в порядок вам бесполезно пытаться медитировать, ибо вы будете парить в прекрасных грезах, но вам не удастся добиться сосредоточения. Поэтому после *пранаямы* лучше переходить к *асанам*, и только добившись устойчивости тела, добавлять к ней внутреннюю работу. Справиться с неустойчивостью помогают тонизирующие растения, действие которых направлено на успокоение нервной системы, а также растения, умиротворяющие разум и сознание, такие как *ашвагандха* и *джатаманси*. Лучше всего принимать их смешанными с теплым молоком или свежим медом.

Здесь следует сразу отметить, что у индийского джатаманси есть прекрасная замена. Валериана — родственник джатаманси, одно из лучших растений для лечения нервных расстройств, имеющих природу *ваты*. Общие свойства и выращивание описаны в разделе об успокаивающих растениях. Валериана очищает толстую кишку, кровь, суставы и нервы, освобождает нервные каналы от скоплений *ваты*. В ней много элемента «земли», поэтому она хорошо «заземляет» и помогает устранить головокружение, истерию, обмороки. Однако ее природа тамасична (инертна), что отчасти хорошо для сдерживания «ветра», но чрезмерное употребление валерианы притупляет ум. Валериана хорошо сочетается с аиром, который уравновешивает ее тяжелые свойства.

Но вернемся к асанам, которые людям «ветра» поначалу следует выполнять лишь после приема отвара валерианы. Избыток *ваты* часто приводит к недостаточной гибкости тела, сухости и одеревенелости суставов, а иногда доводит до стремительно развивающегося артрита. Помогают здесь травы, способствующие улучшению гибкости, описанные ниже, а также массажи с применением масел, например, кунжутного. Как мы уже отмечали, в хатха-йоге вам следует остановиться на айенгар-стиле, который отличается тщательной отстройкой и длительным удержанием каждой *асаны*. Проводите занятие спокойно, медленно, последовательно, настойчиво, добиваясь завершенности и регулярности практики. Особенно полезны «балансировочные» *асаны*, требующие удержания равновесия, стоя или сидя, а также в перевернутом положении. Но осторожнее с прогибами! Остальные рекомендации для вас сходны с типом *питты*: устойчивые позы (сидя и стоя), наклоны, скрутки и, конечно, *Шавасана*.

В силу пренебрежения принципами *ямы* и *ниямы*, такие люди сильно «разбрасываются», поэтому часто страдают от понижения внутренней энергии. Здесь помогают тонизирующие растения, предназначенные для накопления энергии, в особенности *ашвагандха*. Когда же подступает старость, то типичные травы *расаяны* (омоложения) для людей «воздуха»: *аир, ашваганда, гуггул, женьшень, харитаки, чеснок*. Итак, мы остановимся на описании чеснока — как сильнодействующего и доступного растения, а также затронем *харитаки* в составе препаратов. Однако если вы предпочтете, как вообще свойственно типу *ваты*, непременно отыскать что-нибудь необычное из экзотических трав, сначала найдите их описание в книге.

Чеснок

Чеснок незаменим как для питания, так и для лечения, а список его целебных свойств поистине впечатляет. Первые упоминания об использование чеснока в медицине появились пять тысяч лет назад. Например, тибетские мудрецы рекомендовали для продления жизни и сохранения бодрости принимать в пищу кашицу чеснока. Хотя происходит чеснок из Азии, распространен и культивируется он по всему миру. В пищевых и лекарственных целях в основном используются луковицы, иногда зелень. Многообразие химического состава чеснока обусловливает широкий спектр его применения: иммуностимулирующее, сосудорасширяющее, противовирусное действие и др.

Как выглядит луковица чеснока, разумеется, знают все. Само растение *чеснок огородный* имеет мясистый стебель, до половины одетый листовыми влагалищами, до метра высотой, и длинные, узкие, плотные листья. Все части растения с сильным, резким запахом. Цветки мелкие, белые, собраны в малоцветковый зонтик. В зонтике развиваются многочисленные маленькие луковички. Культурный чеснок потерял способность размножаться семенами и размножается двумя способами: зубками и луковичками. Из высеянных луковичек в первый год формируются небольшие луковицы с одним зубком, который на другой год разрастается в сложную луковицу. Зубки высаживают ранней весной или поздно осенью.

Растение светолюбиво, поэтому для него выбирают солнечные места с хорошо дренированными рыхлыми плодородными почвами (чеснок требователен к плодородию почвы). Предпочтительна реакция почвенного раствора, близкая к нейтральной, иначе почву надо известковать. Как и все луковичные растения, чеснок чувствителен к недостатку калия. Отличным калийным удобрением является древесная зола. Неплохо переносит и непродолжительную засуху, и кратковременное переувлажнение почвы. Однако достаточный полив — необходимое условие нормального развития.

Харитаки

Терминалия (миробалан) — крупные вечнозеленые деревья, растущие в тропической Азии, Юго-Восточной Азии, Индии и культивируемые в тех же районах. Терминалии можно узнать по характерному облику: за форму кроны их называют «деревьями-пагодами». В медицине применяется несколько видов, но наибольшее значение имеет терминалия хебула, или «харитаки», что означает «растение, крадущее болезни». В аюрведических канонах говорится, что харитаки может избавить от ста недугов. Где бы в организме не возникал патологический очаг, это растение подавляет его, активизируя защитные силы организма.

У *терминалии хебула,* или *харитаки* крупный ствол, наружная кора и цвет ствола как у грецкого ореха. Крона густо облиственная, дерево имеет плотные кожистые листья и желтые цветы. Плоды черные, у некоторых деревьев — желтые, но ценятся именно черные плоды. Произрастает дерево в Юго-Восточной Азии. Хотя все части растения целебны, используют главным образом плоды растения (миробаланы), богатые дубильными веществами и обладающие вяжущим вкусом. Они широко применяются в индийской, тибетской и корейской медицинах в чистом виде и в составе сложных препаратов.

Харитаки — один из основных компонентов аюрведического препарата *Трипхалы,* который оказывает воздействие преимущественно на *вата-дошу.* Это прекрасная *расаяна* для людей с избытком *ваты*, он придает молодость телу и способствует долголетию. Харитаки уменьшает скопления и застой *Ваты*, регулирует функцию толстой кишки, улучшает пищеварение. В древних текстах говорится, что харитаки питает мозг и нервы, наделяет энергией *Шивы* (чистого сознания). Он улучшает работу мозга, обостряет зрение, укрепляет память, повышает интеллект и способность к обучению, наделяет мудростью.

Капха — текучесть и глубина

Капха — это «вода»: текучесть и глубина, живительная прохлада и ледяная скованность, штиль и буря… К безусловным достоинствам таких людей относятся надежность, постоянство, честность. Однако преобладание *капхи* приводит к разнообразным проявлениям застойности и косности, доходящих до крайней «тупости» и «твердолобости». Если вы спите по десять часов в сутки и десятилетиями ходите на работу в прежнюю контору, то вам будут полезны травы, улучшающие кровообращение: *гуггул, мирра, куркума.* Воздействие этих растений благотворно при сердечных недомоганиях, диабете, астме и ожирении — болезнях, к которым предрасположены люди «воды». Лучше использовать несильные тонизирующие средства, например, *шиладжит* (мумие), но при упадке сил годятся также *ашвагандха* и *женьшень.*

При избытке *капхи* можно спокойно пропустить заповеди *ямы* и *ниямы*, ибо скорее всего вы их выполняете как нечто само собой разумеющееся. Практику йоги вам следует начинать с *асан*, причем в наиболее динамическом стиле. Лучше всего вам подойдет *аштанга-виньяса-йога*, требующая непрерывного движения, совмещенного с интенсивным дыханием — *уджджайи-пранаямой*. Этот стиль последнее время очень популярен не только в Индии и во всем мире, но также и в России. Конечно, в силе у вас недостатка не будет, а вот над гибкостью придется усердно поработать. Поскольку избыток капхи приводит к лени, мы повторим здесь список нужных трав: *гуггул, шаллаки, мирра, ниргунди, куркума, шафран, сибирский женьшень, дягиль, кава-кава*. Но это не значит, что можно пить отвары и ничего не делать, ибо вы начнете гнуться, только если вы будете гнуться…

Раньше освоения асан бесполезно приступать к медитации, ибо, усаживаясь неподвижно, вы будете просто засыпать либо медленно прокручивать в голове картины серых будней. *Пранаямы* тоже лучше отложить на потом, за исключением возможностей совмещать их с *асанами*. Кроме того, можно выполнять отдельно активизирующие *пранаямы*, такие как *капалабхати* и *бхастрика*, но об этом позже. Пранаяма в собственном смысле, то есть замедление дыхания, будет усыплять вас так же, как и попытки медитировать. Замедленность всех процессов в организме не позволит вам привести в движение энергию просто одним усилием сознания или путем управления дыхания. Прежде всего нужно заставить двигаться тело, и тогда самое трудное будет позади.

Занятия *асанами* должны проходить в энергичной манере, при непрерывном движении и раскрепощении дыхания, приводящим к разогреву до потения. Поскольку энергия у людей «воды» движется вниз, то особое внимание вам следует уделять перевернутым *асанам*, позволяющим обратить поток. Однако следует осторожно обращаться с шеей, если вы страдаете от излишнего веса, что также свойственно при избытке *капхи*. Кроме того, именно вам можно усиленно работать над прогибами назад, ибо «грузное» тело само по себе страхует от изломов позвоночника, хотя не следует терять бдительность. Разумеется, особенно сильное воздействия оказывают *асаны*, сочетающие перевернутое положение тела с прогибами или скрутками. Достаточно широкие плечи и сильные руки скоро позволят вам освоить такие сложные *асаны*, как стойка на руках. Но тогда, вероятнее всего, от вашей косности уже не останется и следа.

Даже очистительные процедуры людям «воды» проще проводить после овладения *асанами*, ибо детоксикация требует привести в движение кровь и ускорить обмен веществ. Когда же вы доберетесь до *пранаямы* и медитации, здесь вам пригодятся тонизирующие травы. *Капха* в виде слизи блокирует каналы головы и *нади* тонкого тела, поэтому людям «воды» полезны травы, стимулирующие сознание и чувства, среди которых немало специй: *аир, имбирь, пиппали*. Поскольку *прана* легко блокируется слизью, то вы можете воспользоваться растениями для всех пяти *пран*, кроме *апаны*. Лучше всего употреблять их с теплой водой или медом, выдержанным более полугода. Типичные травы *расаяны* (омоложения) для людей «воды»: *бибхитаки, гуггул, девясил, пиппали*. Здесь мы опишем одну из самых «горячих» специй — имбирь, а также *бибхитаки* в составе препаратов.

Имбирь

Родина имбиря аптечного — Нилгири, невысокие горы на самом юге Индии. С древних времен он культивируется в Индии и на Шри-Ланке, а сейчас и во всех тропических странах. Имбирь можно выращивать в домашних условиях, причем он достаточно декоративен и способен украсить комнату. Растение дает от толстого ползучего корневища высокие злаковидные побеги с линейными широкими листьями, которые несколько напоминают бамбук. Во время цветения у основания побега появляется короткий цветонос с колосовидным соцветием: цветочки небольшие, но очень красивые.

Выращивают имбирь в неглубоких, но широких плошках. Для проращивания корневище имбиря просто кладут на влажный песок, плошку прикрывают стеклом или пленкой. После появления корней растение высаживают в почву, заглубляя корневище в грунт примерно на половину. Разрастается имбирь в ширину, и прирост корневища за лето может быть очень большим. Почва ему требуется суглинистая (можно смесь листовой земли с кальцитной глиной), для рыхлости в нее добавляют 1 часть крупного песка. Торф нельзя использовать ни в коем случае! Обязателен хороший дренаж.

В период вегетации имбирь нуждается в большом количестве света и тепла, в обильном поливе. Зимой, при сокращении светового дня, у него наступает период покоя, наземная часть отмирает. Тогда следует извлечь корень из земли, отмыть и тщательно высушить, после чего хранить в нижней части холодильника в сухом песке. Имбирь можно разводить и на садовом участке в парнике или теплице, точно также выкапывая на зиму. Как правило, от крупного, разросшегося за лето корневища отделяют часть на развод, остальное хранят в холодильнике и используют по мере необходимости.

Имбирь в качестве домашнего или садового растения у нас мало распространен, поэтому основная проблема — добыть посадочный материал. Шансы вырастить имбирь из корневища, купленного на рынке, невелики, поскольку их часто обрабатывают ингибиторами во избежание прорастания. Конечно, вам может и повезти. Однако надежнее попытаться добыть корневище в ботаническом саду. Выращивают имбирь и некоторые сельскохозяйственные предприятия, особенно на юге страны. В любом случае, вы практически всегда можете купить имбирь в виде готовой приправы.

Бибхитаки

Терминалия беллирика (бибхитаки) — крупное дерево со светло-желтым стволом. Листья простые, тонкие, цветки мелкие, беловатые, плоды-миробаланы ярко-желтые. Растет в тропической Азии, разводится на Шри-Ланке. В медицине применяют плоды.

Плоды этого растения в аюрведе и тибетской медицине очень часто используют совместно с *харитаки* и *амалаки* во многих фиторецептурах. Это один из трех компонентов препарата *Трипхала* («три плода»), которые согласно древним канонам приводят в равновесие все пять первоэлементов тела и три *доши*. Бибхитаки — мощное омолаживающее растительное средство, эта лучшая расаяна для людей с избытком капхи. Эффективен при различного рода камнях и скоплениях капхи в пищеварительном тракте, мочевых и дыхательных путях.

Прежде всего, это растение известно как мягкий очиститель тонкого и толстого кишечника от продуктов неполного метаболизма (*ама*) и паразитов, оно нормализует тонус и перистальтику кишечника. Кроме того, бибхитаки удаляет избыточную слизь из бронхов и восстанавливает кашлевой рефлекс, обладает желчегонным действием, устраняет застой в органах малого таза. Он также тонизирует мозг, улучшает голос и зрение, способствует росту волос. Бибхитаки употребляют вместе с медом.

Расслабление и успокоение

Обычно расслабление как терапевтический эффект в йоге связывают с медитацией, однако это скорее условие, которого нужно добиться уже на подступах к практике. Вы должны ясно понимать, что расслабленное состояние при выполнении *асан* — одно из основных отличий хатха-йоги от физических упражнений. Для гимнастики нужен определенный уровень исходных данных, но любой человек может начать заниматься йога-терапией. Независимо от сложности в гимнастике упражнения выполняются с усилием и напряжением, тогда как совершенство в *асане* достигается лишь при полном расслаблении всех мышц, которые не участвуют непосредственно в удержании формы, поэтому в гимнастике происходит изнашивание организма, а в йоге — омолаживание.

Далее, физическое напряжение при занятиях гимнастикой приводит к появлению блоков в тонких телах, а расслабление при выполнении асан позволяет снять имеющиеся и ведет к раскрытию каналов и *чакр*. Кроме того, в гимнастике важно согнуться, дотянуться, допрыгнуть, а в йоге важно осознавать сами процессы независимо от их завершенности и производить их правильно. В результате гимнастика приводит к эмоциональному возбуждению и наплыву беспорядочных мыслей, а йога предполагает спокойное состояние с ровным дыханием и чистым созерцанием. Установка на расслабление присутствует на всем протяжении практики, поэтому завершающая *Шавасана* лишь закрепляет данное состояние.

При напряженном ритме жизни, а также большинстве болезней, нередко приходится начинать освоение *асан* вообще или повседневную практику именно с «позы трупа». *Шавасана* считается сложной *асаной*, поскольку вся работа здесь внутренняя и правильность ее выполнения сложно оценить извне. Внешне положение выглядит просто: лежа на спине следует отвести ноги и руки от центральной оси примерно на 45^0, открыв подмышки. Глаза закрыты, дыхание естественное. Внимание равномерно распределено по телу, одновременно создавая и воспринимая состояние полного расслабления. Самое главное — проследить за выпрямлением позвоночника, для чего можно сделать какие-то телодвижения.

Для более глубокого расслабления используется особая техника *йога-нидра* — йогический сон в положении *шавасаны*. В течение 10–20 минут вы медленно «сканируете» вниманием все части тела в заранее определенном порядке, обычно от ног к голове, расслабляя их. *Йога-нидра* означает «психический сон», или состояние «бессонного сна», когда вы находитесь на границе между сном и бодрствованием. В данном состоянии тело и ум совершенно расслаблены, а сознание остается активным. Посредством практики *йога-нидры* физическая усталость полностью снимается, она дает отдых не только телу, но и уму. Расслабление — самый важный фактор в йоге: тело спит, ум отдыхает, и лишь осознание действует, расслабляя тело и ум. *Йога-нидру* можно выполнять после *асан* либо как отдельную практику.

Конечно, успокаивающие травы помогут вам лучше расслабиться, пока вы не научитесь делать это одним осознанием. В таких растениях содержатся вещества мягкого седативного и ослабляющего болевые ощущения воздействия. Они не слишком питательны, поэтому благоприятны для успокоения нервного возбуждения и необъяснимого состояния тревоги. Но при этом происходит и замедление мыслительных процессов, затрудняющее медитацию, вот почему применять их лучше до практики *асан* и *пранаям*. Типичные травы: *джатаманси, валериана, мускатный орех, пассифлора, кава-кава, венерин башмачок, семена зизифуса.* Для усиления воздействия их можно принимать с топленым маслом или *алоэ*.

Наиболее эффективным из перечисленных растений считается *джатаманси*, который повсеместно продается в виде благовоний. Мускатный орех — известная пряность, о ней вы узнаете в главе, повествующей о чакрах. В малых дозах он является успокоительным, но в бо́льших дозах обладает тонизирующим действием. Что касается кава-кава, то он ядовит, и лучше использовать только медицинские препараты. Здесь мы расскажем о доступных для выращивания травах — *валериане, пассифлоре, зизифусе*. Однако учтите, что чрезмерное употребление валерианы притупляет ум и может вызывать головные боли. Пассифлора — одно из лучших успокаивающих средств, не вызывающее неприятных последствий.

Валериана

Валериана знакома почти каждому благодаря ее успокоительным и антиспазматическим свойствам. Это одно из ключевых растений в Западной традиции, она входит в первую десятку самых используемых растений в Америке и в Европе. Однако недавние исследования показали, что присутствующие в экстрактах валерианы вещества угнетают нервную систему, а свежее растение обладает более мягкими седативными свойствами и потому предпочтительнее для применения.

Тагара, или *индийская валериана* — это растущее пучками, ворсистое растение, произрастающее в средней части Гималаев. Корни приятно пахнут, из них вырабатывают ароматическое масло. Индийская валериана сходна по своим свойствам с распространенной у нас валерианой лекарственной и используется в тех же целях. Она входит в состав многих аюрведических препаратов.

Валериана лекарственная растет по сырым лугам, среди ивняков, по берегам болот. Стебли ее прямые, внутри полые, высотой до полутора метров, листья перисто-рассеченные. Мелкие бело-розовые цветы собраны в густое душистое соцветие. При сборе дикой валерианы необходимо оставлять часть растений для разрастания, а еще лучше выращивать ее на даче. Цветет она долго — с июня по сентябрь, хороша в групповой посадке.

Валериана предпочитает питательные садовые почвы, способна переносить затенение, но требовательна к влажности почвы, особенно при солнечном местоположении. Растение зимостойко, пересадки не требует многие годы. Размножать валериану можно как делением кустов весной или в конце августа, так и семенами. При раннем посеве на рассаду растения зацветают уже на второй год. Семена мелкие, но сложностей с проращиванием и воспитанием рассады нет.

Лекарственное сырье — короткие вертикальные корневища валерианы. Их выкапывают осенью или ранней весной, отряхивают от земли, моют, затем сушат под навесом и досушивают в печи или духовке. Сырье держат в теплом помещении, ибо побывав на морозе, оно потеряет свою лекарственную силу.

Пассифлора

Подавляющее большинство этих вечнозеленых лиан происходит из лесных регионов Южной Америки. Благодаря прекрасным ароматным цветкам многие виды выращиваются в разных странах мира как декоративные. Действительно, цветок этой лианы бесподобен: внутри широко раскрытого ярко окрашенного двойного околоцветника выделяется еще более яркая корона из длинных прямых или изогнутых нитей. В центре цветка — пестик с тремя крестообразно расположенными рыльцами, а вокруг — пять тычинок с крупными продолговатыми пыльниками. Ценятся виды пассифлор и за ароматные съедобные плоды, лекарственные корни и листья.

Пассифлора инкарнатная (страстоцвет красно-белый, «кавалерская звезда» и др.) имеет лазающий травянистый стебель, которому нужна опора. Листья глубокотрехраздельные длиной до 18 см и шириной 20 см. Крупный (до 9 см) цветок окрашен с преобладанием нежно-лиловых и фиолетовых тонов. Плод — огромная ягода длиной до 10 см и шириной 5 см зеленовато-желтого цвета, опадающая при созревании. Цветет растение с июля до поздней осени, плоды созревают в сентябре-октябре.

Пассифлора инкарнатная распространена в комнатной культуре. Ее размещают на хорошо освещенном, предпочтительно южном окне. Растение нуждается в свежем воздухе, любит частые опрыскивания. Пассифлоре требуется нейтральная или слабощелочная почва, хороший дренаж, между обильными поливами почве следует давать просохнуть. В природе она произрастает на песчаных, довольно бедных почвах, поэтому перекармливать ее не стоит. При соблюдении правил ухода легко размножается семенами.

В медицине используют надземную часть (траву), заготавливаемую в три срока: в период бутонизации, цветения и начала плодоношения. Срезают побеги на высоте 15-20 см от поверхности почвы, сушат при температуре 40-50°C, либо в проветриваемых помещениях, например, на чердаках. Побеги, листья, цветы, бутоны и завязи плодов сушат одновременно. Высушенное сырье измельчают и хранят в мешках из ткани, в сухих проветриваемых помещениях в течение 2 лет.

Зизифус

Два вида этого рода имеют сочные плоды-костянки со сладкой, вкусной и питательной мякотью. Эти растения давно введены в культуру, имеют множество сортов и широко распространены в странах Средиземноморья и Восточной Азии. Оба вида называют унаби, и они мало отличаются друг от друга. Плоды их знамениты общеукрепляющим, тонизирующим, очищающим действием, а семена, напротив, обладают мягким седативным и снотворным действием, способствуют расширению бронхов, увеличивая содержание кислорода в крови.

Зизифус настоящий, или *зизифус ююба* (*унаби*), он же китайский финик — колючий кустарник или небольшое деревце с искривленным стволом, вечнозеленое или листопадное. Листья простые, темно-зеленые и блестящие, на коротких черешках, цветы мелкие, зеленовато-белые. Плод унаби круглый или яйцевидный, мясистый, гладкий, вначале бледно-желтый, затем красно-коричневый. В природе дерево растет на солнечных сухих склонах гор и холмов. Выращивается как садовое растение вплоть до центральной России, а в кадочной культуре может продвинуться и дальше.

Менее распространен в России *унаби индийский,* он же *зизифус мавританский,* который произрастает в тропиках и субтропиках. Он более теплолюбив, а его листья отличаются белым или коричневатым опушением нижней стороны. Небольшие желтые цветы располагаются по 2-3 в пазухах листьев. Переспевшие на дереве плоды становятся медово-сладкие и полупрозрачные, однако чаще они собираются слегка недозревшими, хрустящими и сочными, как яблоки.

Как более теплолюбивое растение, индийский унаби перспективен для выращивания в комнатной культуре. Растение лучше формировать в виде куста, но растет оно не слишком быстро, к четырем годам достигает высоты 1 м. Это очень удобно для комнатной культуры. Унаби предпочитает сухой климат и очень светолюбиво; терпимо к различным составам почвы, но больше всего ему подходят рыхлые, легкоглинистые и щебенистые почвы с хорошей аэрацией. На почвах с высоким содержанием гумуса зизифус теряет лечебные свойства, и ему нужно подбирать не слишком питательные смеси.

Размножают растение семенами, которые сохраняют всхожесть 2,5 года. Плоды унаби на семена заготавливают полностью созревшими. Обычно после сбора их сушат и хранят до весны. Незадолго до посева плоды полностью заливают кипятком, они набухают и размягчаются. Затем семена отмывают и сушат, после чего они пригодны для посева. Теплая почва (+15°) способствует быстрому прорастанию семян. Для зизифуса характерно раннее плодоношение (на 2-3 год), но весной он пробуждается очень поздно.

Кава-кава

Родина кава-кава (перца опьяняющего) — острова Тихого океана. Аборигены готовили из его корневища ритуальный одурманивающий напиток кава, дарящий хорошее настроение, душевный покой, уносящий физическую боль и душевные невзгоды. Позже кустарником заинтересовались медики, они выделили из его корня активные вещества, которые обладают успокаивающим, снотворным, расслабляющим мышцы эффектом.

Перец опьяняющий — многолетний кустарник высотой до 7 м (обычно 2-3 м). У него крупные, на длинных черешках, сердцевидные листья, резко заостренные на конце, гладкие и зеленые с обеих сторон. Цветы мелкие и безлепестковые, подразделяются на мужские и женские, собраны в соцветия в виде неправильных початков. Корневище очень сочное, узловатое, толстое, с боковыми корнями. Высушенное корневище имеет слабый приятный запах и сладковатый жгучий вкус.

Любителям экзотических растений удается выращивать перец опьяняющий в комнатных условиях. Однако кава-кава включен в «Список сильнодействующих и ядовитых веществ», поэтому не пытайтесь сами изготовить из него целебное снадобье! Вы можете найти его в аптеке в виде готовых препаратов для успокоения и повышения работоспособности. Кава-кава также используется как вспомогательное средство для расслабления мышц и снятия боли, что может пригодиться вам в практике *асан.*

Вывод токсинов из организма

Интоксикацию организма можно связать с резким увеличением концентрации продуктов естественного обмена веществ на фоне хронических и острых заболеваний. Очищение организма от токсинов лучше всего проводить в самом начале, подготовив разум к соблюдению *ямы* и *ниямы*, а тело — к выполнению *асан* и *пранаям*. Очистительные процедуры (*крийи*) позволят вам «освободить место» в теле и сознании от «завалов хлама», накопившегося за годы обычного существования. В какой мере подобная подготовка к практике йоги будет вашим «личным» делом, зависит от школы, в рамках которой вы начнете свои занятия. В одних традициях на очищение обращают большое внимание, и вам объяснят все на занятиях, хотя выполнять, скорее всего, придется дома. В других традициях считают *крийи* излишними, поскольку *асаны* и *пранаямы* тоже воздействуют очистительно, и вы можете вообще о них ничего не узнать.

На начальном этапе лучше способствовать очищению, применяя особые методы, хотя они довольно «энергозатратные». В целом они известны под названием «шесть действий» *(шат-карма)*, хотя есть и дополнительные методы. *Шат-карма* очень эффективна для очищения тела и ума и, согласно древним текстам, ее следует совершать в чистом месте под руководством опытного наставника. Если вы предпочитаете выполнять *крийи* комплексно, то так и следует поступать, хотя найти такого наставника в России даже сейчас будет непросто. В полном объеме *шат-карма* включает действия, рискованные для начинающего, и не всякий инструктор захочет взять на себя ответственность за здоровье ученика. В любом случае, мы приведем здесь весь перечень:

- *дхаути* — очищение части пищеварительного тракта от рта до желудка путем заглатывания длинной полосы ткани,

- *басти* — очищение кишечника путем втягивания воды через анус,

- *нетти* — очищение носоглотки с помощью воды или шнура,
- *тратака* — очищение глаз путем смотрения на объект до появления слез,
- *наули* — скручивание и вращение мышц живота,
- *капалабхати* — дыхание с быстрым резким выдохом и расслабленным вдохом.

Среди всего перечисленного к «безобидным» *крийям* можно отнести только *джала-нетти* (очищение носоглотки с помощью воды) и *тратаку* (очищение глаз путем смотрения на свечу). Они неоднократно описывались в литературе, и при желании найти их несложно, главное, осознать их действенность и приемлемость на начальном этапе занятий. Кроме «запретной» *шат-кармы* есть много доступных для самостоятельного выполнения методов очищения, изложенных в переведенных на русский язык книгах. Особое внимание стоит обратить на технику *шанк-пракшаланы*, позволяющей промывать весь пищеварительный тракт. Все это водные процедуры, которые можно совмещать с применением травяных настоев.

Джала-нети, или промывание носоглотки водой, начинающим рекомендуют проводить с помощью чайника, а воду подогревать и подсаливать. Процедура состоит в том, что вы вставляете носик чайника в одну ноздрю и наклоняете голову набок над раковиной, чтобы вода выливалась через другую ноздрю. После этого нужно проделать интенсивную пранаяму, серию асан или хотя бы простые наклоны, чтобы вся вода вылилась из лобных пазух. Однако впоследствии вы сможете втягивать воду обеими ноздрями из обычной чашки, выплевывая ее изо рта, к тому же использовать холодную пресную воду, которая сильнее воздействует на нервные окончания и тонизирует мозг. Но не стоит торопиться, а в качестве терапии рекомендуют добавлять в воду настои таких трав, как *брахми, аир, тулси, имбирь*.

Самый простой способ очищения — прием отваров и настоев трав, желательно перед едой, ибо очищающие тело травы сами по себе выводят токсины из крови, тканей и внутренних органов. Если вам удалось освоить *шанк-пракшалану*, то именно эти травы хорошо добавлять в воду для промывания кишечника, ибо они будут всасываться особенно активно. Хорошо очищают тело *алоэ, гудучи, горечавка, барбарис, готу кола (брахми), подорожник, одуванчик, лист окопника (комфрея), крапива, тысячелистник обыкновенный, желтый щавель.* Большинство обладают горьким или вяжущим вкусом, а употребляют их вместе с топленым маслом, алоэ, медом или соком овощей и фруктов. Мы приводим здесь описание подорожника и тысячелистника, как самых доступных трав, ибо вывод токсинов — дело неотложное. Если вы захотите усилить очистительный эффект с помощью экзотических растений, то попробуйте развести индийские виды горечавки, родом из Гималаев.

Тысячелистник

Тысячелистник обыкновенный дико растет в европейской части России, в Сибири и на Дальнем Востоке. Это многолетняя трава серовато-полынного цвета с сильным ароматом. Прямые стебли с перисто-рассеченными листья образуют рыхлый кустик высотой 20–80 см. Миниатюрные соцветия-корзинки с белыми, розовыми или пурпурными «лепестками» собраны в плотные щитки. Цветет в июле–сентябре. Плоды — плоские продолговатые серебристо-белые семянки.

Тысячелистник — очень неприхотливая трава. Выращивают его на открытых или слегка затененных местах. К почве не требователен, хотя лучше растет на питательных, слегка увлажненных, содержащих известь. Тысячелистник хорошо отзывается на удобрения и подкормки. Размножается он в основном делением куста, которое необходимо проводить через каждые 2-3 года. Выращивается как декоративное садовое растение, имеет замечательно красивые сорта с темно-розовыми, красными и алыми цветами.

Сбор тысячелистника производят обычно во время цветения, когда его ароматические свойства наиболее выражены. Самое главное — правильно производить сбор, не вырывать растение с корнем. Достаточно срезать верхнюю часть растения, и тогда на следующий год тысячелистник зацветет снова. Сушить траву можно на открытом воздухе или в хорошо проветриваемом помещении. В медицине отвары и чаи назначают в качестве общеукрепляющего средства, а листья, цветки и молодые побеги используются в пищу.

Подорожник

Подорожники — многолетние и однолетние травы, которые растут повсеместно и широко используются как лекарственные растения. *Подорожник большой* (обычный, широколистный) знаком всем, и описывать его не требуется. *Подорожник ланцетный* тоже можно найти повсюду, особенно на лугах. От предыдущего вида его отличают узколанцетные, слегка опушенные листья до 20-40 см длиной, цветы с длинными тычинками и короткое яйцевидное соцветие на длинном цветоносе. Оба вида обладают целебными свойствами.

Поскольку иметь под рукой экологически чистое сырье удобно и полезно, неплохо выращивать подорожник на даче. Очевидно, что особого ухода за ним не требуется. Подорожники не любят слишком кислых почв, а в остальном способны сами о себе позаботиться. Конечно, стоит все же подобрать им не слишком засушливое и не сильно затененное место. *Подорожник ланцетный* наиболее светолюбив, его можно использовать как декоративное растение: он образует пышный кустик и выглядит замечательно. *Подорожник пурпурный* — садовая форма подорожника большого отличается декоративными ярко-пурпурными листьями.

В качестве лекарственного сырья в основном используются листья. Хотя заготавливать листья можно в течение всего лета, лучшее время сбора — перед началом и во время цветения, а самое подходящее место — луга. Не рвите пыльные листья по обочинам дорог! Сок также заготавливают во время цветения. Это отличное кровоочищающее средство: сок свежих листьев незаменим в весенних чистках организма. Чай из подорожника — одно из наилучших средств, очищающих кровь от токсинов.

Горечавка

Горечавки родом из тундры и высокогорий — районов с экстремальными условиями. В качестве лекарственного растения прославилась в основном *горечавка желтая*. Это высокое (1-1,5 м) красивое травянистое растение, многолетнее, с толстым коротким корневищем и длинными корнями. В первые годы образует прикорневую розетку крупных эллиптических голубовато-зеленых листьев, на 3-4 год вырастает один или несколько стеблей. Цветки крупные и собраны в ложные мутовки, образующие на стебле ярусы, венчик цветка золотисто-желтый. Горечавка цветет в июле-августе и хороша в любом саду как декоративное растение. Лекарственным сырьем являются корни растения.

Корни других горечавок также используются для медицинских целей. Цветоводы выращивают различные виды горечавок. Часто горечавки — низкорослые и даже бесстебельные растения, и их сажают в альпинариях, в групповых посадках вдоль дорожек, в бордюрах. Среди них немало видов, родина которых — Гималаи: *горечавки тибетская, сиккимская, трубчатоцветковая, кашмирская, холодная* и др. Условия выращивания горечавок различны в зависимости от вида.

Заготавливать корни можно на 4-й год жизни растения. Их выкапывают осенью, хорошо очищают от земли, срезают ножом остатки стеблей и промывают в холодной воде. Вымытые и обсохшие корни нарезают на куски и быстро сушат в сушилках при температуре 50-60°C, либо на чердаках под железной крышей. Однако у многих видов даже старые растения имеют корни всего лишь 1 см в диаметре. Горечавки, корни которых слишком тонкие, заготавливаю полностью: все растение целиком выкапывают и высушивают. Высушенное сырье ввиду его гигроскопичности надо хранить в хорошо закрытой таре.

Гудучи

Гудучи, или тиноспора сердцелистная — многолетняя лиана, в диком виде распространена в Юго-Восточной Азии, культивируется в Индии и Пакистане. Стебли ее светло-коричневые с бородавчатой поверхностью, очередно расположенные листья сердцевидные, на длинных черешках. Плоды оранжевого цвета диаметром 8 мм собраны в длинные кистевидные соплодия. Лекарственным сырьем является вся надземная часть растения. Используется также другой вид — тиноспора китайская, у которой сырьем служат семена. Гудучи очищает кровь от амы (продуктов неполного обмена веществ) и токсинов, выделяемых вредной микрофлорой, обладает мочегонным и потогонным эффектом. В нашей стране гудучи доступна лишь в виде аптечных препаратов.

Глава 2.
Травы для практики асан

Практика *асан* позволит вам поддерживать организм в состоянии совершенного здоровья, но в действительности она направлена на развитие сознания и служит подготовкой к *пранаяме* и медитации. Выполнение разных *асан* потребует от вашего тела определенных качеств, прежде всего, силы и гибкости, которые постепенно разовьются по мере практики. Кроме того, каждая *асана* оказывает полезное воздействие на те или иные органы, способствуя их восстановлению. Применять травы вы можете для обеих целей: как подготовить тело к выполнению самих асан, так и усилить производимые ими изменения в теле. Однако применять их надо непременно с осознанием того эффекта, который желательно получить или усилить. Вы должны понимать смысл практики *асан* и изучить технику их выполнения.

Все позы и движения в хатха-йоге выполняются в соответствии с той или иной системой в виде статических комплексов или динамических последовательностей. Усиление мускулов, растягивание связок и разработка подвижности суставов избавят ваше тело от недомоганий, возвратив его в здоровое уравновешенное состояние. Благодаря *асанам* будет происходить и глубинное очищение тканей тела, ведь кровеносная система также начинает восстанавливаться, причем даже на капиллярном уровне. И, наконец, *асаны* помогут вам поддерживать гибкость позвоночника, обеспечивая безупречную работу нервной системы, от которой зависит состояние всех органов тела. Таким образом, практика *асан* позволит вам сохранять или даже возвратить молодость.

Вообще, почти все растения, используемые для физического лечения, можно применять и для выполнения *асан*. В данном разделе мы рассмотрим важнейшие виды растений, помогающих осваивать *асаны*.

Повышение гибкости тела

«Гибкость позвоночника — это молодость тела», а восстановление утраченной гибкости вызывает подлинное омоложение. Последователь этого «восточного» подхода Йоги Гупта разработал блестящую концепцию, согласно которой изнашивание органов — лишь следствие нарушения нервных связей между управляющим центром (головным мозгом) и исполнительными структурами (всеми остальными частями тела). Среди *асан* выделяются три основные группы, направленные на проработку позвоночника: наклоны вперед, прогибы назад и скручивания по спирали. Причем все три типа движений вы можете выполняться в различных исходных положениях: стоя, сидя или лежа. Соответственно, они имеют разную степень сложности, и вы сможете подобрать для себя тот уровень, с которого нетрудно приступить к практике.

Рассмотрим сначала наклоны вперед. В положении стоя простой наклон вперед, который в пределе доводится до того, что тело полностью вытягивается и прижимается к прямым ногам, называется *Падангуштасана*, а когда вы сможете подкладывать ладони под стопы, это будет *Падахастасана*. Поскольку в обеих вариациях *асаны* вам необходимо постараться сложиться пополам в тазобедренных суставах, она наилучшим образом прорабатывает поясничный отдел позвоночника. То же самое положение тела, если вы выполняете его сидя, наклоняясь к вытянутым вперед ногам, называется *Пашчимоттанасана*. И, наконец, если вы лежите на спине и, наоборот, притягиваете руками к туловищу прямые ноги, это будет *Урдхва Мукха Пашчимоттанасана*. И, наконец, в продвинутом варианте, требующем безупречного чувства равновесия, осваивается *Убхая Падангуштасана*. В пределе можно складываться пополам, сидя на копчике и вытянув голову и стопы вертикально вверх.

При наклоне вперед не так важно, насколько полно вы сложились пополам, как правильно выполнять сам наклон — за счет именно сгибания в пояснице, которое зависит от разворота тазобедренных суставов. Во всех случаях вы помогаете себе руками, держась за ноги на том уровне, до которого вы способны дотянуться. В итоге вы сможете спокойно положить ладони на стопы (при прямых ногах), да еще и подтягивать туловище за счет сгибания рук в локтях. Кроме простых наклонов есть много более сложных асан, в которых наклон вперед сочетается с самыми разными положениями ног и рук. При их выполнении от вас может потребоваться развести ноги в стороны, изменить положение только одной ноги, например, согнув ее в колене и положив стопу на бедро, завести руки за спину, сложив ладони вместе, и т.п. Вариации позволяют усилить воздействие наклона на тело, связать работу позвоночника с другими частями.

Второй показатель гибкости — степень прогиба назад. Многие йоги увлекаются им настолько, что даже проводят отдельные семинары по «бэк-бендингу», однако вначале вам следует быть очень осторожными. Если при наклонах вперед вы воздействовали в основном на нижний отдел позвоночника, то в целях безопасности главный акцент при выполнении прогибов назад делайте на раскрытие грудной клетки и проработку верхней части позвоночника. Точно так же прогибы можно осваивать в положениях стоя, сидя или лежа. К простейшим прогибам относятся хорошо известные вам позы: *Урдхва Дханурасана* (мост), *Дханурасана* (лук), *Бхуджангасана* (кобра), *Шалабхасана* (саранча). Однако на их основе также разработано множество вариаций, впечатляющих своей «запредельностью», которые вы сможете найти в классических руководствах по *асанам*.

Наконец, третья характеристика гибкости позвоночника — доступная для вас степень скручивания тела по спирали, причем оно относится к наиболее «неестественным». С одной стороны, подобные телодвижения вам нечасто требуется совершать в обычной жизни, а с другой, именно они позволят вам «добраться» до самых тонких и глубинных составляющих позвоночного мозга. Наиболее известное скручивание, выполняемое сидя — *Ардха Матсьендрасана*, где допустимы различные вариации положения ног. Однако есть и более простые варианты: лежа на спине, поднимите ноги вверх и отведите их в сторону, пытаясь положить стопы на пол — это *Джатхара Паривартанасана*. Если обе ноги сразу поднять сложно, начинайте осваивать эту позу с подъема одной ноги, поднимая и отводя ее при помощи противоположной руки: *Экапада Джатхара Паривартанасана*. Существуют вариации со скручиванием и в положении стоя, но они потребуют от вас больших усилий, и здесь достаточно назвать *Па935001Паривритта*

Паршвоканасану. Особенно эффективно, но и достаточно сложно скручивание в перевернутых позах, таких как *Паривриттайкапада Ширшасана,* которая хорошо показывает сам принцип. Если в наклонах акцент делался на работу с нижним отделом позвоночника, а в прогибах — с верхним, то в скрутках постарайтесь предварительно вытянуть позвоночник по всей длине и распределить усилие как можно более равномерно.

Итак, гибкость позвоночника развивается по трем направлениям: наклон вперед, прогиб назад, скручивание по спирали. Однако гибкость вашего тела в целом зависит также от степени растянутости связок и разработанности суставов. Поэтому к *асанам,* повышающим гибкость тела, следует отнести огромное количество вариаций с продольными и поперечными шпагатами, раскрытием тазобедренных суставов и т.п. Приведем пример лишь одной такой позы – *Упавишта Конасана,* где совершается наклон из поперечного шпагата, и тело распластывается по полу. В идеале повседневный комплекс построен так, что все тело прорабатывается равномерно. Вы должны учитывать все возможные направления движения рук и ног, а также сгибания их под различными углами. На самом деле, гибкости требуют не только динамические последовательности, но и статические асаны для медитации, даже «лотос», особенно в его «закрытом» варианте: *Баддха Падмасана* со скрещиванием рук за спиной и захватом за стопы.

Применяя травы, способствующих гибкости, вы оказываете общее воздействие на организм, повышающее эластичность тканей и облегчающее подвижность сочленений. Каким образом использовать дополнительные возможности, зависит от состояния вашей практики на данный момент. Если у вас нет проблем с наклонами, но необходимо работать над прогибами, то можно приурочить прием трав непосредственно к сеансу «бэк-бендинга» и т.п. Однако поначалу лучше использовать именно общее воздействие для равномерной работы со всем телом, без перекосов в основном комплексе. К травам, повышающим гибкость, относятся *мирра, шаллаки, гуггул, ниргунди, кава-кава, куркума, шафран, элеутерококк* (прозванный «сибирским женьшенем»), *дягиль,* а также аюрведические препараты *Даша-мула* (смесь из десяти растений) и Трикату (смесь из трех растений).

Названные растения способствуют развитию гибкости, ибо они улучшают кровообращение и координацию движений, стимулируют движение энергии и функционирование мускулов и скелета. В медицине из них приготавливают противоревматические и противоартритные лекарства, но вы вполне можете употреблять их в домашних условиях, приготавливая отвары либо свежие соки. Для повышения эффективности рекомендуют принимать их внутрь вместе с медом и теплой водой или в смеси с возбуждающими специями (имбирь, корица и т.п.). Разумеется, их воздействие намного усилится, если вы будете совмещать прием с массажем или посещением сауны, которые создают дополнительные условия для их распространения по организму, а также сами по себе способствуют повышению гибкости.

Среди названных трав *куркуму, шафран, элеутерококк, дягиль* несложно вырастить самостоятельно; можно экспериментировать с *ниргунди,* это весьма перспективное для выращивания растение. *Мирра, шаллаки и гуггул* — ароматические смолы, доступны только в виде препаратов и благовоний. Что касается кава-кава, напоминаем, что оно занесено в список сильнодействующих ядовитых растений, и использовать следует только проверенные медицинские препараты. Здесь мы расскажем о том, как вырастить ниргунди, куркуму и дягиль. Сведения о женьшене вы можете посмотреть в разделе о накоплении энергии, а шафран больше подходит для медитации на *чакре Анахате.*

Ниргунди

Ниргунди, иначе прутняк китайский, или негундо (англо-индийское название прутняка). Род прутняк (*витекс*) назван от латинского глагола «вязать», т. к. гибкие ветви этих растений служат для плетения. Ниргунди отлично выводит токсины из костей, суставов и тканей тела, увеличивая гибкость и снимая опухоли. Он мог бы выращиваться у нас как комнатное растение, однако никто этим не занимается. Видимо, сложно добыть посадочный материал. Гораздо больше известно о другом растении того же рода — прутняке обыкновенном, свойства которого отчасти совпадают со свойствами ниргунди, но у него есть и другие полезные качества.

Прутняк китайский произрастает на влажных и открытых местах в Китае, Индии, на Филиппинах, культивируется как декоративное растение. Это дерево или кустарник с четырехгранными серовойлочными побегами. Пальчато-сложные листья состоят из 3-5 ланцетных, серовойлочных снизу листочков с пильчатым краем. Мелкие сиреневые цветки собраны в метелки. Цветок почти двугубый, две из четырех тычинок более длинные и высовываются из венчика.

Прутняк обыкновенный (витекс священный, Авраамово дерево, дикий перец) распространен в Средиземноморье, Западной Азии, Крыму и на Кавказе. Произрастает по берегам морей и рек, неприхотлив и очень ценен. Широко культивируется как садовое, декоративное, ароматическое растение. Это листопадный древовидный кустарник 2-4 м высотой с сильным острым ароматом. Отличается пальчато-сложными листьями из 5-7 цельнокрайних листочков. Многочисленные бледно-лиловые цветки собраны в крупные метельчато-колосовидные соцветия. Но и без цветов витекс прекрасен ажурной шаровидной кроной, листвой и метелочками плодов. Плод — шаровидная костянка, черная, ароматическая. Цветет в июле-августе, плодоносит в сентябре-октябре.

Прутняк обыкновенный — теплолюбивое, светолюбивое, засухоустойчивое растение, может произрастать на каменистых, песчаных, суглинистых почвах. Уход за растениями заключается в содержании почвы в рыхлом и чистом от сорняков состоянии и подкормке минеральными удобрениями. Размножается семенами и вегетативно-зелеными и одревесневшими черенками. Лучший срок посадки саженцев на постоянное место сентябрь-октябрь. В России витекс можно выращивать без укрытия на зиму не севернее Ростовской области, но как укрывная культура он может продвинуться далеко на север, ибо хорошо восстанавливается после обморожения.

В последнее время любители-цветоводы начали выращивать прутняк обыкновенный в качестве комнатного растения. Саженцы можно найти в продаже, но это очень редкое растение и о выращивании дома известно мало.

Куркума

Во всех тропических странах возделывают куркуму домашнюю или культурную. Из-за древности торговли происхождение куркумы невозможно точно определить, возможно, Южная Азия. Куркума (турмерик) — важная специя в Индии, которая является ее главным производителем. В ведической культуре куркума имела религиозное значение, и по сей день она добавляется почти во все блюда. Добыть куркуму для выращивания в домашних условиях непросто, видимо следует ориентироваться в основном на ботанические сады.

Куркума — многолетнее травянистое растение высотой до 1 м, внешне похожее на имбирь, но с более широкими листьями. Желтые цветки куркумы собраны в верхушечное соцветие длиной до 15-25 см со спирально расположенным кроющим листом на крепком высоком цветоносе. При правильном уходе цветки держатся на растении до 3 месяцев, хорошо развитое растение образует до 7 цветоносов. Утолщенное округлое корневище снаружи коричневое, внутри окрашенное в оранжевый цвет, в свежем состоянии имеет ароматный острый запах, его и используют как пряность.

Выращивают куркуму в тех же условиях, что и имбирь (см. указатель). Во время роста и цветения растение нуждается в подкормках каждые две недели. При недостаточном освещении замедляется рост, сокращается длительность цветения, снижается интенсивность окраски лепестков. В период покоя корневище можно хранить в холодильнике, не извлекая из земли, иногда слегка увлажняя, а можно выкопать и сохранять в сухом песке. Корневища нужно высадить в конце марта-начале апреля, так как в апереле-мае начинается рост листьев, к июлю растение обычно зацветает. Время цветения зависит от температуры: чем она выше (25-30°C), тем раньше растение вас порадует.

Дягиль

Из всех видов дягилей наибольший интерес представляет дягиль лекарственный, он же дудник дягилевый. Это мощное двухлетнее травянистое растение семейства зонтичных, с толстым полым внутри стеблем, высотой до 2 м, и большими листьями (до 80 см). Растет в северной и средней полосе европейской части России по берегам рек и озер. Предпочитает места с повышенной влажностью и богатые почвы со слабокислой или нейтральной реакцией. Листья дважды или триждыперистые с большим вздутым влагалищем. Цветки мелкие, беловато-зеленоватые с желтым оттенком, собраны в почти шаровидные многолучевые розетки. В каждом зонтике 20-40 лучей. Зацветает в природе на 6-15 год, цветет в июне-августе. Плоды созревают в августе-сентябре.

Для медицинских целей используют обычно корневище с корнями, реже семена и листья. Сбор ведут, только тщательно определив растение, ибо его можно спутать с ядовитыми зонтичными. Заготовку надо проводить очень внимательно, избегая сбора растений, поврежденных насекомыми. Учитывая сказанное, удобнее выращивать дягиль на садовом участке. В первый год жизни он образует розетку, на второй или третий год зацветает. Уход за растениями состоит в содержании почвы в рыхлом и чистом от сорняков состоянии и подкормке минеральными удобрениями.

Корневища с крупными корнями заготавливают от растений первого года жизни в сентябре-октябре, а с растений второго года жизни — рано весной до начала отрастания (апрель). Корневища выкапывают, отряхивают землю, отрезают наземные части, и сразу же моют в холодной воде, после разрезают вдоль и вывешивают для просушки. Сушат, раскладывая тонким слоем, на открытом воздухе или на чердаках под железной крышей, а также в сушилках или на печах при температуре 35-40°C. Буровато-серые или красноватые корни имеют сильный ароматический запах и вкус. Хранят заготовленное сырье в плотно закрытых коробках или мешках до двух лет.

Трикату

Трикату — это аюрведический препарат, который иссушает слизи, снимает отечность, помогает регулировать вес тела, снижает последствия стрессов и психологических травм, используется при депрессии, лечит простудные заболевания. Зимой, поздней осенью и ранней весной рекомендуется ежедневный разовый прием препарата, ибо он используется при понижении *питты* и повышении *капхи*. Мудрец Вагбхата так описывает его применение: «Эти три (маричи, пиппали и шунти)

42

вместе известны как Трикату, которая лечит ожирение, одышку и затруднения дыхания...»

Накопление мышечной силы

«Чтобы иметь силу нужно жить с силой» — этот принцип напрямую применим к выполнению *асан*, при систематическом выполнении которых вы постепенно превращаетесь из слабого человека в сильного. Мы уже отмечали, что выполнение *асан* требует совершенно иного подхода, нежели обычная гимнастика. Секрет накопления энергии состоит в том, что как для освоения *асаны*, так и при длительном ее удержании вам нужно делать акцент не на приложении усилий, а на предельно доступном для вас расслаблении всего тела. Разумеется, должны быть напряжены те мышцы, от которых зависит принятие позы, но все остальные мышцы следует расслабить. В каждой *асане*, как вы делали в *йога-нидре*, тщательно пройдитесь вниманием по всему телу и освободите его от «зажимов». Для сравнения, в «мосте» тело гимнаста напряжено с головы до ног, а тело йога расслаблено настолько, что мышцы свободно «висят» на скелете.

Немецкий физиолог Дитрих Эберт, проводивший исследования организма на различных этапах практики йоги, отметил, что начинающие затрачивают слишком много сил. Сравнивая показатели частоты сердцебиения и дыхания у практикующих и не практикующих, он пришел к выводу, что их понижение по мере практики йоги связано с адаптацией к нагрузке. Из этого следует тот вывод, что при выполнении асан включается все меньшее число активных мышц. Иными словами, ваше тело приучается «отдыхать» в каждой последующей *асане* от предыдущей. Тем не менее, помимо рационального использования мышц, отмечается также и виртуозное владение отдельными мышцами. Особенно показательно выполнение *Наули Крийи*: вы перемещаете под кожей живота жгут из брюшных мышц, производя глубинный массаж органов и предельно очищая кишечник.

Приняв главную установку на расслабление всего тела, выделим группы *асан*, требующих напряжения тех или иных мышц. По большому счету, сильное тело отличается силой ног и рук, а также развитостью брюшного пресса. Все стоячие *асаны* требуют именно сильных ног, а практикующие в айенгар-стиле считают данную группу основной, с которой следует приступать к практике. Хорошо известен пример из практики самого Айенгара, который с помощью стоячих *асан* в буквальном смысле «поставил на ноги» некоего престарелого философа: его привели под руки, а ушел он уже без всякой посторонней помощи… К основным стоячим *асанам* относятся всевозможные виды *Триконасаны*, или «треугольника» с широко расставленными прямыми ногами. Далее, есть множество балансировочных поз, требующих удерживать равновесие на одной ноге (*Врикшасана* и др.) либо при постановке ног на одной линии (*Вира Бхадрасана* и др.). Как правило, комплекс начинается именно с них.

Сильные руки требуются чаще всего в сочетании с развитым брюшным прессом — не столько для удержания, сколько для принятия позы. Это очевидно при выполнении большинства «перевернутых» *асан*, которые сами по себе удерживаются за счет силы рук, но требуют сделать усилие по подъему туловища вверх, которое выполняется за счет брюшного пресса. Так, при выходе в обычную стойку на голове — *Ширшасану*, где в действительности почти весь вес тела должен удерживаться на сложенных руках, основное усилие состоит в подъеме прямых ног после подведения их как можно ближе к голове. Когда они оказываются параллельными полу, такая поза называется *Урдхва Дандасана*. Сгибание ног несколько облегчит вашу задачу, но не изменит требуемого усилия в принципе. Наиболее показательна, хотя и запредельна для начинающих, *Хаста Врикшасана* (стойка на руках). Кроме перевернутых асан существует немало балансировочных поз с удержанием тела на руках: *Куккутасана* (петух), *Маюрасана* (павлин), *Ангуштхасана* (угол) и др., и большинство из них тоже требует развитого брюшного пресса. Конечно, существуют более простые позы по отдельности с опорой на руки (например, *Дандасана*) и напряжением пресса (например, *Навасана*), и вы можете начинать с них.

Таким образом, к «силовым» асанам относятся преимущественно стоячие, перевернутые и балансировочные. Для того чтобы облегчить их выполнение, вначале вы можете принимать травы, способствующие повышению физической силы и жизнеспособности. Из таких растений приготавливают тонизирующие, восстанавливающие и омолаживающие препараты (например, *Трипхала*), но некоторые из них доступны для выращивания и применения в свежем виде. К типичным представителям тонизирующих трав относятся *шатавари, капикаччу, женьшень, диоскорея, лотос, солодка, амалаки (амла), ашвагандха, бала, видари, со пальметто, фо ти*.

Обладая высокой биологической активностью, они значительно повысят вашу выносливость, позволив удерживать *асаны* подолгу, что особенно важно для перехода к *пранаяме* и медитации. Желательно принимать их вместе с теплым молоком, топленым маслом, сахаром-сырцом, свежим медом и другими сытными продуктами. Однако не сочетайте их с острыми специями, за исключением небольшого количества имбиря и корицы, да и то только при затруднении переваривания. Особенно хорошо подходят они ослабленным людям «воздуха» (при избытке *ваты*), которые могут смело включать их в состав питательной вегетарианской диеты.

Среди названных трав в наших условиях выращиваются *шатавари, капикаччу, женьшень, диоскорея, лотос* и *солодка*, остальные доступны только в виде препаратов. Мы расскажем здесь о *женьшене, диоскорее* и *солодке*, а остальные травы вы найдете по указателю.

Женьшень

Женьшень произрастает в диком виде в Китае, на Корейском полуострове и Дальнем Востоке. Это многолетнее травянистое растение высотой до 80 см, с пальчато-сложными листьями, расположенными мутовчато в верхней части стебля. Цветки мелкие, пятичленные, беловато-зеленые, в простом зонтике. Плод — мясистая почковидная ярко-красная костянка. В качестве лекарственного сырья используют корни, собранные осенью, не ранее чем на пятом году жизни, освобожденные от надземной части и тщательно очищенные от земли, но не отмытые водой, свежие или высушенные. Женьшень культивируют так давно, что существуют различные сорта этого растения.

Имеется опыт разведения женьшеня на садовых участках. Если вы хотите вырастить женьшень в саду, нужно создать для него условия, близкие к тем, в которых он растет на родине, в дальневосточной тайге. Прежде всего надо правильно выбрать место. Женьшень является лесным растением и поэтому не переносит прямых солнечных лучей и переувлажнения, а уж тем более затопления. Для женьшеня необходимо приготовить почву воздухопроницаемую, богатую перегноем, со всеми необходимыми элементами питания. Рекомендуют смеси разного состава. Все тонкости выращивания женьшеня привести здесь невозможно. Обратитесь к литературе по выращиванию Аралиевых (женьшень относится к этому семейству) и конкретно женьшеня, некоторые книги приведены в «Списке литературы».

Женьшень можно выращивать и в комнатных условиях. По отзывам, это должно удаваться всем, кто привык к разведению растений. Более того, в комнатах при заботливом уходе женьшень растет быстрее, чем на участке. При выращивании нужно поддерживать высокую влажность воздуха. Следует помнить, что женьшень не любит ничего лишнего, от прямого солнечного света гибнет. Семена женьшеня сначала помещают в картонную коробочку во влажный песок. Коробочку держат в дверце холодильника на стратификации (длительное выдерживание семян растений при определенной температуре для ускорения их прорастания), песок по мере надобности увлажняют.

Если хватит терпения, через год и 9 месяцев, что должно прийтись по сроку на середину апреля, сеют семена в почву (торф, листовой перегной, земля, песок (3:3:3:1)) в горшки на глубину 5 см. Горшки ставят на подоконник, поставив впереди затенение из слоя марли или капроновой сетки. Уход нетрудный. Весной и летом нужно умеренно поливать, как и комнатные цветы, и рыхлить землю на глубину 2 см. Осенью женьшень в горшках ставят в деревянный ящик, присыпают торфом и прикрывают пленкой и ставят в холодильник. В середине апреля возвращают женьшень в комнату. Через четыре года корни используют.

Диоскорея
Известно около 600 видов рода диоскорея, главным образом в тропиках, немногие виды заходят в умеренную зону, а в России произрастают всего два. Виды, образующие крупные подземные клубни, содержащие много крахмала, называют ямсом

и используют как картофель. Многие виды выращивают с древних времен в тропиках как пищевые клубненосы. Это травянистые или древесные лианы с корневищами или клубнями. Женские цветки по одному в узлах колоса; мужские цветки по 1-7 в полузонтике или клубочке в узлах колоса, кисти или метелки. Плод — трехкрылая коробочка с 3 разрывающимися при созревании гнездами. Семена плоские, с широким крылом. Растение представляет интерес для вертикального озеленения.

Японский и китайский ямсы не нуждаются в большом количестве тепла, можно высаживать клубни в грунт в конце марта — начале апреля. Не выкопанные с прошлого сезона клубни отлично перезимовывают без укрытия и весной дают новые побеги. Для нормального роста стеблей нужна опора высотой не менее двух метров. Клубни уходят очень глубоко (иногда до полуметра), поэтому им необходим глубокий слой рыхлой почвы. В начале вегетации желательна подкормка небольшим количеством азотных удобрений, а затем можно несколько раз подкормить золой. Ямсы светолюбивы, кроме того им необходимо равномерное увлажнение в течение сезона роста, но они неплохо переносят кратковременные засухи с ветрами и высокими температурами.

В сентябре в пазухах листьев формируются воздушные клубни округлой формы, которые могут служить для размножения. После опадания с лиан их можно поместить до весны в прохладное влажное место. При поспевании клубней надземная часть желтеет и засыхает, и можно производить выкопку. Клубни очень нежные, выкапывать их надо осторожно, необходимо хорошо просушить. Хранятся они хорошо как при пониженных, так и при комнатных температурах. Сушку клубней, особенно поврежденных, желательно производить при температуре не выше 10^0С.

Есть данные о выращивании и других видов диоскореи, родом собственно из Индии, среди которых ямс индийский, диоскорея дельтовидная из Гималаев, диоскорея кумаонская с северо-запада Индии. Клубни всех тропических диоскорей на зиму следует убирать в безморозное помещение. Тропические диоскореи можно выращивать и в комнате. Они любят хорошо освещенное место, но могут расти и в полутени. Влажность почвы должна быть умеренной. Опрыскивают в отопительный сезон. Подкармливают раз в две недели. В комнате цветение диоскореи приходится на зимнее время. Размножение проблематично, лучше купить готовое растение.

Солодка

Солодка (лакричник, лакрица) — род растений семейства бобовых. Эти многолетние травы с утолщенным ползучим корневищем растут в умеренном и субтропическом поясах Евразии и Америки, Северной Африке и Австралии. Солодка голая занимает в «золотом ряду» растений одно из первых мест. Растет в поймах и долинах рек, по горным склонам, как сорняк в посевах. Служит источником солодкового, или лакричного корня. В аюрведе корень солодки (*яшти мадху*) применяется как «растение-ключ» во многих рецептах.

Солодка голая — растение высотой 50-150 см с мощно развитой корневой системой, которая состоит из главного корня длиной до 4 м и горизонтально распространяющихся корневищ. Стебель короткоопушенный, простой, реже ветвистый, листья очередные, непарноперистые, на опушенных черешках. Цветы бледно-фиолетовые длиной 13 мм, собраны в рыхлые пазушные кисти. Плод — прямой или слегка изогнутый боб, густо усаженный шипиками. Семена овальные, от серовато-зеленой до коричневой окраски. Цветет в июне-августе, плоды созревают в августе-сентябре.

Солодка отличается засухоустойчивостью. Предпочитает почвы, богатые известью, но ее выращивают повсюду. На одном месте произрастает более десяти лет. Уход за растениями заключается в содержании почвы в рыхлом и чистом от сорняков состоянии, подкормке минеральными удобрениями. Размножается семенами, вегетативно и корневищными черенками. Семена сохраняют всхожесть до десяти лет. При семенном размножении растение зацветает на третьем году жизни. Начиная с третьего года копают корневище с корнями весной или осенью, моют, режут на куски и сушат на открытом воздухе. Сырье хранят в мешках из ткани.

Трипхала

Трипхала, или «три плода», состоящее из харитаки, амалаки и бибхитаки, представляет собой один из главных аюрведических препаратов. Харитаки оказывает восстановительное воздействие на *вату*, амалаки — на *питту*, а бибхитаки — на *капху*. Поскольку каждый из трех компонентов трипхалы имеет выраженное воздействие на одну из дош, то этим достигается стойкое сбалансированное действие трипхалы на весь организм. Трипхала обладает выраженной способностью очищать тело от токсинов и омолаживать ткани, восстанавливает баланс всех составляющих организма. Не имеет противопоказаний и побочных действий. Поистине удивительны целительные свойства этого порошка: *«Тот, кто принимает трипхалу в течение года, избавится от всех болезней и доживет до ста лет»*, — говорится в «Чарака Самхите».

Поддержание шести органов

Развитие гибкости и силы предполагает общее воздействие на ваш организм, которое неизбежно оказывает любой правильно подобранный комплекс. Однако не забывайте, что и каждая *асана* в отдельности обладает особой формой. Когда ваше тело принимает эту форму, внутри него возникает неповторимый рисунок напряженных и расслабленных зон, сдавленных и растянутых тканей и т.п. Значит, каждая *асана* оказывает более сильное воздействие на тот или иной орган, что с успехом используется в йога-терапии с древнейших времен.

Таким образом, если вы страдаете от каких-то недомоганий, инструктор всегда поможет вам скорректировать практику. Здесь важно избегать чрезмерной нагрузки, но не оставлять проблемные зоны без внимания. Конечно, предварительный прием трав со сходным воздействием облегчит вам выполнение терапевтических асан и усилит их исцеляющий эффект. Здесь мы приведем для каждого внутреннего органа перечень асан и список трав, а также расскажем подробнее хотя бы об одном растении, наиболее благотворном и распространенном.

Сердце

Заболевания сердца наиболее опасны, поэтому при нездоровом сердце на первых порах вам лучше не выполнять никаких *асан* за исключением *Шавасаны* — «позы трупа». Напомним, что это положение лежа на спине с разведенными под некоторым углом руками и ногами, в котором полностью расслабляется все тело. Этой *асаной* принято заканчивать любую практику, что закономерно предотвращает любые перегрузки сердца. Начинающим часто советуют выполнять ее после каждой асаны, чтобы снять напряжение, как только оно появилось. Надо отметить, что *Шавасана* считается главной *асаной*, поскольку именно в ней легче всего достигается состояние полного расслабления тела и успокоения ума. Поскольку же тело принимает идеально горизонтальное положение, то кровь равномерно распределяется по всему телу, а значит, сердце работает без особых помех.

Если речь идет о здоровом сердце, то наилучший отдых оно получает в таких перевернутых асанах, где кровь естественным образом устремляется к голове, однако ее не приходится качать вверх по всей длине туловища в ноги: *Халасана* (плуг), *Випарита Карани Мудра* (символ перевернутого действия). Причем последнюю *асану* в упрощенном виде вы можете свести к подъему прямых ног на стену, подкладывая подушку под поясницу. В отдельных руководствах по йоге указывается, что сердце отдыхает в этих положениях лучше, чем при расслаблении в *Шавасане*. Но при их длительном удержании нагрузки на сердце возрастают.

Однако будьте осторожны, ибо здесь следует учитывать и другие моменты. Удержание перевернутых асан требует все же значительной силы, а также противопоказано при повышенном давлении. Кроме того, после первоначального облегчения задачи по перекачиванию крови к голове возникает противоположная проблема — онемение ступней, которая требует немедленного выхода из асаны. Таким образом, выполнение перевернутых асан следует считать благотворным отдыхом для здорового сердца, но не терапевтическим средством.

Свами Шивананда отмечает необходимость не перегружать желудок при заболеваниях сердца, ибо затрудненное пищеварение создает огромную нагрузку на сердце. Рекомендуется не только ограничить рацион легкими продуктами, но и выполнять несложные *асаны*, которые способствуют устранению запоров, выводу газов и улучшению усвоения пищи. К ним относится удержание в течение двух минут *Йога Мудры:* сидя в *Падмасане* (позе лотоса) или в *Ваджрасане* (на коленях), вы наклоняетесь вперед, пока не коснетесь лбом пола. При этом руки заведите за спину так, чтобы левая кисть охватывала запястье правой руки, сжатой в кулак с большим пальцем внутри. Расслабьтесь в этом положении.

Другая техника, улучшающая пищеварение, а значит, облегчающая работу сердца — серия *Павана Муктасана*, или «очищающий огонь освобождения». Лежа на спине подтяните к груди поочередно левую и правую ноги, согнутые в колене, а затем обе вместе. В немного усложненном варианте от вас потребуется поднять голову и коснуться подбородком или лбом колена согнутой ноги, ненадолго задержавшись в этом положении. Эту серию хорошо выполнять для очищения кишечника от скопления газов, при котором возникает давление снизу на диафрагму, отчего сердце страдает от сжатия. Воздержитесь от подъема головы к колену, если сдавливание груди покажется вам чрезмерным.

Перед выполнением двух названных *асан* Свами Шивананда рекомендует выпить стакан теплой воды с лимонным соком, который, как известно, обладает легким слабительным действием. Не следует увеличивать прием жидкости, дабы не заставлять сердце перекачивать больший объем крови. Однако в тот же стакан можно добавить небольшое количество отвара или настоя «сердечных» трав. К наилучшим растениям для поддержания сердечной функции относятся *боярышник, лотос* и *шафран,* которые вполне доступны в виде препаратов, а при желании и в свежем виде. Здесь мы приводим описание боярышника, тогда как о выращивании лотоса и шафрана речь пойдет в других разделах.

Боярышник

Для поддержания сердца полезен *боярышник колючий,* или *обыкновенный.* В России больше известен *боярышник кроваво-красный,* или *сибирский.* Однако наши садоводы используют оба вида для создания живых изгородей. Имеются указания, что по химическому составу боярышник колючий и кроваво-красный равноценны. Боярышники устойчивы к неблагоприятным условиям города, нетребовательны к почвам, положительно отзываются на присутствие в почве извести. Выносят затенение, большинство видов зимостойки, засухоустойчивы. Обладают высокой побегообразовательной способностью, прекрасно переносят стрижку и формовку.

Боярышник кроваво-красный — кустарник или дерево до 4 м высоты с пурпурно-коричневыми блестящими побегами, немногочисленными прямыми толстыми колючками. Цветет белыми цветами, собранными в густые щитковидные соцветия. Плоды ягодообразные, некрупные, красные, с 3-4 твердыми косточками. Цветет в мае-июне, плоды созревают в сентябре. Боярышник колючий отличается тем, что ветки его серые, плоды крупнее, с 2-3 косточками. Оба вида цветут в мае-июне, плоды созревают в августе-октябре.

Лекарственным сырьем являются цветы и плоды боярышника. Цветки боярышника очень нежные, легко темнеют. При их сборе срезают целые соцветия в начале цветения вместе 2-3 листьями и сразу же сушат. После сушки цветки имеют светло-бурый цвет, слабый специфический запах и горьковатый вкус. Зрелые плоды собирают осенью. Высушенные плоды имеют равномерную темно-красную или оранжевую окраску, слабый запах, сладковато-кислый, мучнистый, слегка вяжущий вкус.

Легкие

Очевидно, что наилучшим средством йога-терапии для поддержания легких следует считать *пранаяму*. Но и среди *асан* можно выделить как минимум три различных типа воздействия на грудную клетку в целом, а значит, и на легкие. Вы можете сочетать их в своей практике.

Прежде всего обращают на себя внимание все виды прогибов назад, при которых происходит максимальное раскрытие грудной клетки. Растягивание тканей позволяет расправиться альвеолам и способствует обогащению крови кислородом. Конечно, в зависимости от формы *асаны*, воздействие будет несколько отличаться. Так, *Бхуджангасана* (кобра) раскрывает верхние доли легких, *Чакрасана* (мост) —

среднюю часть, а *Шалабхасана* (саранча) — нижние доли. При серьезных проблемах можно ограничиться *Макарасаной* (крокодил), которая выглядит как облегченный вариант кобры. Лежа на животе вы просто ставите локти перед грудью и кладете подбородок на соединенные ладони либо опускаете предплечья параллельно друг другу на пол.

Иное воздействие на легкие оказывают перевернутые *асаны*: происходит сжатие шеи, и кровь в изобилии наполняет грудную клетку. К самым простым позам относятся *Сарвангасана* (свеча), *Халасана* (плуг) и *Випарита Карани* (символ обращенного действия). Их воздействие уже не столько терапевтическое, сколько тренировочное, поэтому оно показано скорее здоровым людям, стремящимся развивать дыхательные способности. Интересно, что после всех трех асан настоятельно рекомендуется выполнять *Ардха Матсьясану* (полу-рыбу), которая относится как раз к прогибам назад с раскрытием грудной клетки, т.е. противоположна по своему воздействию на легкие. Поэтому учтите, что именно чередование обоих типов *асан* — раскрытия и сдавливания — действует наиболее эффективно.

Третью группу асан, выполнение которых приводит к усиленному развитию грудной клетки и легких, составляют балансы на руках и скрутки. Балансы на руках потребуют от вас значительного напряжения плеч и груди, развивая внешнюю мускулатуру. И напротив, скрутки будут создавать внутреннее давление, что приведет к увеличению объема легких. Среди усложненных асан мощное воздействие на легкие оказывает *Курмасана* (черепаха). В положении сидя ноги заводятся за голову и выполняется баланс на руках с удержанием тела на весу либо руки продеваются в отверстия «лотоса» и смыкаются перед лицом. В обоих случаях парадоксальным образом сочетается внешнее раскрытие грудной клетки с созданием внутреннего давления. Освоение данной *асаны* требует хорошей физической формы, предполагающей как повышенную гибкость в пояснице, так и необыкновенную силу рук.

Большинство трав для поддержания легких вполне доступны: *окопник, девясил, имбирь, пиппали.* Здесь мы расскажем об окопнике (который по-английски называется комфреем), рекомендованном Д. Фроули, а описание остальных растений вы найдете по указателю.

Окопник

В роде окопник более 25 видов, растущих в Средиземноморье, Западной Азии и Европе. Наиболее распространенный европейский вид — окопник лекарственный. Это довольно красивое, крупное (высотой до 120 см) многолетнее травянистое растение с мощной корневой системой. Корневище короткое, с толстыми, ветвистыми, корнями (почти черные снаружи, белые внутри). Цветки от красно-фиолетового или сиреневого до голубого или кремового. Собраны на верхушке стебля и ветвей в поникающее кистевидное соцветие (завиток). Цветет с мая по июль.

В лечебных целях используют корневища окопника. Их выкапывают весной или поздней осенью, очищают от налипшей земли, режут на полоски, нанизывают на нитку и развешивают для просушки. Отвар из корней окопника ранее рекомендовался как обволакивающее, мягчительное и отхаркивающее средство при заболеваниях дыхательных путей. Сейчас в научной медицине окопник практически не применяется, однако Фроули рекомендует его в качестве сильного аюрведического средства. Поскольку вещества, содержащиеся в корне окопника, могут быть токсичными при приеме внутрь, следует тщательно соблюдать рецептуру и дозировку.

Важной особенностью корня окопника является его способность ускорять восстановление поврежденных тканей. Его можно использовать также для лечения любых легких травм, полученных при занятиях асанами. В качестве компрессов при неповрежденной коже он абсолютно безопасен и крайне эффективен.

Желудок

Многие асаны оказывают общее воздействие на все органы брюшной полости. Сначала мы рассмотрим асаны с более широким спектром воздействия, а затем отдельно те из них, которые используются в йога-терапии для восстановления функций желудка.

Значительное давление на органы, расположенные под диафрагмой, создают прогибы назад из положения лежа на животе: *Дханурасана* (лук), *Бхуджангасана* (кобра) и *Шалабхасана* (саранча). Очевидно, что первая *асана* будет оказывать самое сильное воздействие, ибо центр тяжести окажется сосредоточенным именно в животе, тогда как в двух других он несколько смещен к груди или бедрам. Наоборот, освобождающее от давления и растягивающее воздействие, которое сказывается на органах не менее благотворно (мы уже упоминали об эффекте чередования сжатия и расширения), производят прогибы назад с подъемом диафрагменной области вверх: *Урдхва Дханурасана* (мост) и *Уштрасана* (верблюд). Наконец, мягкое массирующее действие оказывают наклоны вперед, а также перевернутые *асаны*.

Непосредственное и предельно сильное воздействие желудок испытывает от такой сложной асаны, как *Маюрасана* (павлин). Простейшее описание выглядит следующим образом: в положении сидя кисти рук разворачиваются пальцами назад, ладони прижимаются к полу, локти сводятся вместе и упираются в живот, а затем все тело выпрямляется параллельно полу и удерживается на руках. Надо отметить, что вход в данную *асану* изобилует техническими тонкостями, которые можно найти в специальной литературе. Интересна она тем, что, согласно древним трактатам, разжигает мощный пищеварительный огонь, позволяющий без остатка усваивать любую тяжелую пищу, даже смертельные яды. Разумеется, мы не рекомендуем проверять последнее утверждение на собственном опыте. Кроме того, речь не идет о выполнении *асаны* после приема пищи, напротив, практика должна производиться спустя три-четыре часа после еды. Общее укрепление пищеварительной системы проявится впоследствии при переваривании.

Предельно простой заменой *Маюрасаны*, которая также служит для облегчения пищеварения, служит *Ваджрасана* (алмазная поза), если в ней выполняется *Сурья Бхедана Пранаяма*. Вам нужно просто сесть на колени, опустить таз на стопы, положить ладони на колени и удерживать тело в вертикальном положении. Приняв эту *асану* сразу после приема пищи, зажмите левую ноздрю и дышите исключительно через правую, связанную с *пингалой* — каналом солнечной энергии. Тогда в вашем теле будет преобладать *самана* — особый вид *праны*, отвечающий за разведение пищеварительного огня. Возможно, объяснение кажется сложным, но само упражнение едва ли составит для вас трудность. Регулярное выполнение этой *асаны* в сочетании с *пранаямой* позволит вам избавиться от несварения, даже если вы страдали от него долгие годы. Именно этот метод проще всего совместить с приемом трав, положительно влияющих на работу желудка.

К растениям, благоприятным для желудка, относятся *черный перец, кардамон, кумин, фенхель*. Все они доступны в продаже, а черный перец можно вырастить дома. При наличии посевного материала на огороде можно выращивать кумин, как и родственные ему пряности — тмин и фенхель.

Перец черный

Родина черного перца — леса западного побережья Южной Индии, и хотя культивируют его почти во всех тропических странах, Индия — крупнейший в мире производитель этой пряности. Перец черный обладает бактерицидным и потогонным свойствами, способствует пищеварению и выведению вредных веществ, возбуждает аппетит, усиливает слюноотделение.

Перец черный — полудревовидная лиана, с хорошей опорой может достичь в высоту 1,5 м и более. Он очень декоративен, и его применяют для вертикального озеленения. Листья яйцевидные, кожистые, серовато-зеленые. Перец черный отличается крупными листьями (12-17 см), на коротких черешках (2,5-4 см) и светлой и ровной листовой пластинкой. Цветки мелкие, белые, собраны в свисающие колосья. При созревании плодов соплодия становятся похожи на грозди винограда длиной 5-10 см. На каждой кисти образуется 20-30 мелких шариков, обтянутых тонким слоем мякоти околоплодника.

По сравнению с другими видами перцев перец черный более неприхотлив: может расти в тени и полутени, переносит сухой воздух. Местоположение перцам требуется светлое, но не солнечное. Растения теплолюбивы, их и зимой содержат при температуре $16\text{-}18^0C$. Они нуждаются в опрыскивании и притенении от прямых солнечных лучей. Полив всегда ограниченный, мягкой водой комнатной температуры. Размножают их черенками, укореняемыми в теплице при температуре 22^0С и выше при высокой влажности воздуха, и отводками.

Пряность готовят из недозрелых зеленых плодов, которые сушат, не очищая от мякоти. Соплодия срезают, когда начинают краснеть нижние плоды. Незрелые плоды высушивают на слабом огне или солнце, при этом они темнеют, а поверхность становится шершавой. Черный перец тем лучше, чем он крупнее, темнее и тяжелее. Плоды отделяют от плодоножек, сортируют и упаковывают. При хранении перец не должен сереть — изменение его цвета свидетельствует о порче и утрате ароматических свойств.

Почки

Поскольку почки находятся почти на одном уровне с желудком, многие *асаны* будут для них общими, хотя воздействие будет происходить не во время выполнения *асаны*, а после выхода из нее. Речь идет о таких позах, как *Дханурасана* (лук), *Бхуджангасана* (кобра) и *Шалабхасана* (саранча). Дело в том, что прогибы назад сдавливают область почек, а стоит вернуться в нормальное положение, как кровь мощным потоком устремляется к ним и вымывает все вредные отложения. Есудиан и Хейч отмечают, что *Бхуджангасана* используется в Индии главным образом для предотвращения образования камней в почках, хотя хорошо известно ее положительное влияние на легкие, желудок и половые органы (все органы передней стороны тела, которая растягивается в этой *асане*). Еще сильнее на очищении и омоложении почек сказывается *Шалабхасана*, хотя она сложнее для выполнения.

Воздействие иного типа оказывают наклоны назад, ибо растяжение мышц спины раскрывает область почек, освобождает их от зажимов, расчищает кровеносные пути. Именно эти *асаны* можно отнести к собственно «почечным», хотя растягивание позвоночника относится к более существенным эффектам. Так действуют наклоны в положении сидя или стоя — *Пашчимоттанасана* и *Падахастасана*. Еще сильнее выгнуть спину удается в *Шашанкасане* (заяц): из положения сидя на коленях голова упирается в пол, а таз поднимается как можно выше. Точно так же немаловажны для почек и скрутки (обязательно в обе стороны), начиная с простейшей *Ардха-Матсьендрасаны.* Скручивания создают попеременное сдавливание и растягивание в области каждой почки. И, наконец, косвенное влияние оказывает *Маюрасана* (павлин), ибо мощное давление локтей в живот передается во все стороны, затрагивая также и область почек.

К почечным травам относятся *кориандр, гокшура, алтей, ува урзи* (англ.), *манжиста.* Кориандр — это всем хорошо известная кинза. Остальные растения тоже доступны: гокшура (якорцы) и алтей — садовые растения. Толокнянка (медвежье ухо, *ува урзи*) растет в наших лесах и продается в аптеке как мочегонное. Манжиста — одно из лучших кровоочистительных растений: очищает печень и почки, растворяет камни в почках, но, к сожалению, в наших условиях она не выращивается. Гокшура также богата солями кремниевой кислоты, препятствующими образованию камней в почках, и вы можете посадить ее на даче вместе с кориандром.

Гокшура

Гокшура, или якорцы стелющиеся, малоизвестны, хотя с давних времен ее употребляли как лекарство при большинстве заболеваний мочеиспускательного тракта. Она способствует отхождению камней, усиливает функцию почек. Гокшура имеет широкий ареал, и в диком виде встречаются как на территории Индии, так и на юге европейской части России. Другие его названия — стелющийся или звездчатый чертополох. Растение введено в культуру, а в качестве сорняка расселилось почти по всем континентам. Любимое место обитания — меловые склоны, пески, сухие места.

Это травянистый однолетник с длинными, иногда больше метра, ветвящимися стеблями, которые простираются по земле. Растение слегка опушенное, имеет тонкий стержневой корень и сложные, парноперистые, изящные листья. Цветки, расположенные в пазухах листьев, желтые, с пятью лепестками. Плоды состоят из пяти звездчато расположенных плодиков с острыми шипами и выглядят наподобие миниатюрных якорьков, на которые крайне неприятно наступить босой ногой.

Вырастить гокшуру на участке несложно. Место должно быть обязательно теплым и солнечным. Сеять лучше в середине мая, ибо гокшура начинает прорастать, только когда почва достаточно прогрелась. Особенно хорошо сажать эти растения в приподнятую над землей емкость или на склоне альпийской горки. Тогда они довольно эффектно свисают. Первое время растения нужно поливать, а после начала цветения засуха растениям уже не страшна, и никаких подкормок тоже не требуется. Только не забывайте, запасая лекарственное сырье, оставлять пару плетей на семена, ведь растение однолетнее.

С лечебной целью используют траву и корни, т.е. растение целиком. Гокшуру можно заготавливать в течение всего лета, во время цветения и плодоношения, выдергивая его с корнями. Сушат сырье под навесом, на чердаках, как в тени, так и на солнце, раскладывая тонким слоем и несколько раз в день перемешивая. Хранят в матерчатых мешках или закрытой деревянной таре до пяти лет. Но при приеме якорцев следует точно соблюдать дозировку, так как растения ядовиты.

Печень

Почти все асаны, благоприятно сказывающиеся на желудке и почках, оказывают сходное воздействие также и на печень и селезенку. Последние два органа вообще нет смысла рассматривать отдельно с точки зрения влияния практики асан, ибо все асимметричные асаны, оказывающие одностороннее давление на область подреберья, обязательно должны выполняться на обе стороны. Так, в позе *Акарша Дханурасана* (лучник), сидя на полу с вытянутыми вперед ногами, вы захватываете рукой стопу и подтягиваете ее к уху, сгибая ногу в колене. Когда вы выполняете это движение с правой стороны, стимулируется печень, а когда с левой — селезенка. В итоге улучшается работа обоих органов, и, как следствие, повышается аппетит, что служит явным показателем действенности ваших упражнений.

Среди перевернутых асан, в которых тонизируются все органы пищеварения, уделите особое внимание *Халасане* (плуг). Известно, что эту позу «прописывают» при увеличении печени или селезенки, если они не слишком далеко зашли. Если перевернутые *асаны* вызывают трудности можно заменить их вышеописанной *Шашакасаной* (заяц), в которой переворачивание туловища также совмещается со сжатием передней части тела. Разница между *Халасаной* и *Шашакасаной* заключается только в точке опоры. В первой асане вес вашего тела приходится на плечевой пояс, а во второй — на колени. Конечно, из-за этого возникает и разница в давлении — в *Халасане* оно сильнее и эффективнее.

Еще более мягкое воздействие оказывают наклоны вперед: так, *Пашчимоттанасана* используется скорее для профилактики нарушений печени и селезенки, нежели для их лечения. Напомним также, что следует уделить внимание прогибам назад: *Дханурасана* (лук), *Бхуджангасана* (кобра) и *Шалабхасана* (саранча), а также скруткам: *Ардха-Матсьендрасана* и др.

Если асаны для печени и селезенки практически одни и те же в силу анатомического строения тела, то травы, разумеется, будут разными, ибо здесь важен химический состав, а не механическое воздействие. Среди трав, благоприятных для печени, можно назвать *барбарис, алоэ, горечавку*, а также *манжисту*, полезную и для почек. Поскольку алоэ и горечавка обладают общим воздействием, мы расскажем здесь о барбарисе.

Барбарис

Барбарис обыкновенный — распространенный колючий кустарник до 2,5-3 м высотой, нередко выращивамый в садах как плодовый и декоративный. Листья темно-зеленые, матовые, с нижней стороны они светлее. Цветки светло-желтые, маленькие, колокольчатые, собраны в поникшие грозди. Цветет растение в мае-июне. Плоды — красные продолговатые ягоды приятного кислого вкуса, созревают в сентябре-октябре. Корни заготавливают в апреле или октябре-ноябре.

Барбарис обыкновенный полезен для очищения печени и регулирования ее функции. Из его листьев и коры корней выделен алкалоид берберин — желчегонное средство при хронических заболеваниях печени и желчевыводящих путей. При лечении берберином может несколько снижаться кровяное давление и сокращаться пульс. Содержат берберин и другие виды барбариса, многие из которых выращиваются как декоративные кустарники.

Селезенка

Асаны для поддержания селезенки вы можете посмотреть в разделе о печени, где объясняется и принцип сходства их воздействия. К благоприятным для селезенки травам относятся *ним* и *турмерик*, в виде специи известный как куркума. Поскольку куркума часто рекомендуется в других разделах, мы расскажем здесь о ниме, хотя он менее доступен как дерево тропиков. Если вам нужно что-то попроще, посмотрите описание куркумы, которую всегда можно купить в виде специи.

Ним

В одном из индийских текстов утверждается, что тот, кто регулярно пьет сок листьев дерева ним, становится настоящим йогом. Ним, или нимба (азадирахта индийская, маргоза) — одно из самых известных лекарственных растений в Индии. Листья нима жуют после еды, так как считается, что они очищают кровь, а в деревнях веточками нима чистят зубы. Упоминания о нем можно встретить в пуранических текстах и Атхарва-веде. Все они восхваляют выдающиеся качества дерева, называя его «деревенской аптекой». В медицине используют плоды, семена, кору, листья, цветки и корни.

Родина нима, скорее всего, Юго-Восточная Азия, но он широко культивируется как декоративное растение в тропиках и субтропиках. Это дерево высотой 12-18 м с раскидистой кроной. Листья трижды перисто-сложные 25-80 см длиной. Цветки лиловые, в кистях, с медовым запахом. Плоды некрупные, округлые, желтого цвета. В последнее время экспорт семян нима из Индии стал быстро расти, и, вероятно, скоро это растение будет доступно нам в качестве комнатного. Считается, что ним можно успешно использовать в качестве бонсаи, однако в контейнере он растет медленнее, чем другие деревья.

Глава 3.
Травы для пранаямы

Проработав тело на физическом уровне, мы переходим к работе с энергией, или *праной*. Как уже отмечалось, эта последовательность в йога-терапии, да и во многих современных стилях хатха-йоги, довольно условна. Вполне вероятно, что по каким-то причинам вы начали именно отсюда. Причин может быть несколько. Либо вы относитесь к людям «воздуха» и вам нужно сначала взять под контроль избыточную «разбушевавшуюся» стихию. Либо вы страдаете хроническими заболеваниями горла и легких или подвержены в последнее время простудам. Либо вам просто не удается иначе подготовиться к другим йогическим занятиям — «не идут» *асаны* или медитация по чисто энергетическим причинам.

Пранаяма, как овладение движением энергии, — это связующее звено в работе с телом и сознанием. Именно поэтому она может оказаться для вас ключом ко всей практике йоги. Начиная практику с *пранаямы*, вы наполняете силой все остальные этапы йоги, но тогда вам нужен какой-то «взнос», и для преодоления инерции можно использовать травы, буквально вдохновляющие на дыхание. В основном, это, конечно, ароматы — благовония, эфирные масла, душистые чаи и настои, пряные специи, а также живые благоухающие цветы в доме. Если же вы подошли к *пранаяме* постепенно, вы можете применять травы внутрь, ожидая не столь явной, но глубинной поддержки — расширения легочных альвеол, устранения скопления слизи в легких и т.п.

Интересно, что все растения влияют на человека в основном на уровне энергетического тела, или *пранамая-коши*. Травы наполняют вас прежде всего жизненной силой, и уже во вторую очередь поставляют «строительный материал» для тела. Их воздействие гораздо тоньше, нежели воздействие пищи, но все же грубее, чем мысленные и чувственные влияния. В итоге, улучшая качество *праны*, травы упрочивают связь между телом и сознанием. Они облегчают течение *праны* по *нади* и другим каналам тела, распространяя энергию по всему организму, ускоряют процессы роста, очищения и отторжения всего отжившего и ненужного. Травы помогают *пране* поддерживать в теле силу и сознание, именно на этом строится ведическая концепция *сомы* — «нектара бессмертия» из свежего сока трав.

Пять разновидностей праны

Прана неоднородна, и разными действиями управляют энергии разного качества, «прижившиеся» в разных частях тела. Всего выделяется пять разновидностей *праны*, в основном по направлению своего движения, ибо энергия есть движение как таковое. Если вы совершаете действие, связанное с движением вниз, включается *апана*, а если вверх, то *вьяна* и т.п. Ключ к исцелению на внутреннем уровне заключается в поддержании правильного движения пяти *пран*, и травы здесь поистине незаменимы. Мы приведем краткое описание каждой *праны*, снабдив его списком трав, пригодных для ее поддержания, а затем подробно расскажем об одном растении. Некоторые из трав полезны сразу для нескольких видов *праны*, что неудивительно. Кроме того, их воздействие частично совпадает с действием трав, влияющих на тело и сознание, поскольку *прана* работает на обоих уровнях и связывает их между собой.

Прана

Прана движется «вперед», хотя направление это условно: речь идет о движении вообще, не случайно название этого вида совпадает с общим названием энергии. Однако *прана* как одна из пяти *пран* — нечто особое, и проще всего понимать ее как вдох в противоположность выдоху (*апана*). Именно так они называются в хорошо известной части древнем эпосе «Бхагавадгита». *Прана* — это побуждающая ко всякому действию, приводящая в движение и направляющая это движение сила. В теле она располагается в основном в голове, ведь любое движение начинается с замысла и направляется размышлением. Она питает мозг, а оттуда распространяется во все части тела в форме приказов — выполнить то или иное действие.

Возбуждают и поддерживают *прану* потогонные приправы, увеличивающие силу дыхания. На уровне тела они избавляют от насморка и прочих простудных засорений, возникающих в пазухах головы (в системе ухо-горло-нос). Кроме того, они стимулируют работу сознания и чувств, а также улучшают аппетит, т.е. помогают «набираться сил». К подобным растениям относятся *корица, шалфей, аир, мята, чабрец, тулси, эвкалипт, эфедра, чеснок, питали.* Кроме трав нередко рекомендуется также *шиладжит* (мумие). Мы расскажем здесь о самом подходящем и доступном в виде приправы растении — корице, а описание остальных трав вы сможете найти по указателю. Теплый пряный запах корицы успокаивает нервы и придает уверенность в принятии решений.

Корица

Родина коричного дерева — влажные тропические леса стран Юго-Восточной Азии. Цейлонский коричник родом с о-ва Шри-Ланка, юга Индии и Бирмы, в настоящее время выращивается в тропических областях Индии и Китая. Для получения корицы используют и другие виды коричного дерева: например, китайское, сайгонское и яванское. Однако именно цейлонская корица обладает бесподобным ароматом и занимает ведущее положение на рынке. В медицине ее используют как стимулирующее, тонизирующее и антисептическое средство.

Коричник — вечнозеленое дерево или куст высотой до 15 м с крупными, супротивно расположенными овальными гладкими кожистыми листьями длиной 10-15 см на коротких черешках. Запахом эти листья напоминают гвоздику. Неприметные зеленовато-желтые цветы собраны в рыхлые метелки, часто более длинные, чем листья.

По свидетельству любителей, разводящих тропические растения, коричное дерево вполне можно выращивать в комнате. Растение предпочитает хорошо дренированную влажную почву и прямое солнце. Чтобы вызвать рост боковых побегов, молодые деревья срезают на пень через два-три года после посадки. Чаще всего размножается семенами, но иногда черенками и отводками. Зрелые семена высевают сразу после сбора, поскольку они теряют всхожесть даже после недолгого периода хранения. Прорастают семена через 20-30 дней.

У различных видов коричного дерева используют кору, листья и высушенные плоды. Кору употребляют в целом или размолотом виде. Лучшая по качеству корица добывается из коры ветвей в возрасте двух лет. Выбирают длинные побеги толщиной 1-1,5 см с темно-коричневой корой. Их срезают, очищают от листьев и веточек, удаляют грубый верхний слой, затем снимают нежную внутреннюю кору, которую высушивают.

Апана

Апана — это «выдох» в широком смысле слова, т.е. всякое движение энергии наружу и вниз. Проще говоря, вы не сможете сходить в туалет, не активизировав *апану*, но и рвота не случится, если поток *апаны* не будет обращен и направлен вверх. Апана необходима, чтобы выводить из организма как ненужные вещества, так и «созревшие» внутри образования (семяизвержение, роды). Однако нетрудно догадаться, что движение *апаны* неизменно сопровождается потерей энергии. Вот почему в йоге необходимо сначала уравнять *прану* с *апаной*, а затем в значительной степени обратить движение *апаны* вверх, чтобы сохранять и накапливать силу. В теле *апана* расположена в основном внизу живота, а по сути выступает основанием для всех защитных сил организма.

Очевидно, что *апану* поддерживают прежде всего растения, обладающие слабительным действием, улучшающие стул и очищающие направленные вниз каналы тела, содействуют впитыванию *праны* через толстую кишку. Среди них *псилиум, семена льна, касторовое масло, мякоть алоэ, харитаки, каскара саграда, асафетида, трипхала, хингаштак* (по аюрведическому рецепту). Конечно, часть из них легко купить в аптеке в составе слабительных травяных сборов или препаратов. Но коль скоро речь идет не о примитивной проблеме запора, а о работе с определенным качеством энергии, то лучше подобрать что-нибудь общего «овнешняющего» действия. Так, псилиум оказывает противовоспалительное действие, повышает свертываемость крови, нормализует секрецию и микрофлору кишечника.

Псилиум

Псилиум, или подорожник блошиный распространен от Западного Средиземноморья до Индии. Этот и близкий к нему вид подорожник яйцевидный из Ирана культивируют в Индии, а семена экспортируют в Европу и США. Схожими свойствами обладают еще два вида: подорожник индийский и подорожник белеющий из Египта. Все растение содержит слизь, которой особенно много в семенах. Используется в азиатской медицине как легкое слабительное, обволакивающее в виде настоя и мягчительное средство. Огромная способность семян к набуханию делает их надежным средством от запора.

Подорожник блошиный — однолетняя трава, слегка опушенная, высотой не больше 50 см, с ветвящимся стеблем. Мелкие узкие листья расположены супротивно, невзрачные белые цветки собраны в густые многочисленные головчатые соцветия. Плод — коробочка с многочисленными семенами, которые используют в лекарственных целях. Зрелые семена имеют окраску от темно-коричневой до красно-черной, размер 2-3 мм и эллиптическую форму. *Подорожник яйцевидный* (подорожник исфагула) — также небольшое однолетнее растение, схожее с предыдущим. Его семена широкоэллиптической формы имеют бледную серовато-коричневую окраску.

Родина *подорожника песчаного, или индийского* — юг и восток Европы, а также Южная Азия. Этот вид выращивают и как декоративное растение, но он еще мало известен нашим садоводам. Внешне это растение выглядит необычно для подорожника: для него характерно жестковатое опушение. Подорожник песчаный — двулетнее растение, можно ускорить его развитие, если сажать рассадой. Пышные кустики можно получить на рыхлых, обогащенных органикой почвах. Засухо- и морозоустойчив. Лекарственным сырьем является шелуха от семян и сами семена. Хранят их в темном и сухом месте.

Самана

Самана означает «энергетическое равновесие», она движется к центру и располагается в средней части тела. Неудивительно, что прежде всего она отвечает за поддержание пищеварительного огня, усвоение пищи, извлечение кислорода из воздуха. Иными словами, *самана* нужна вам для всякого процесса присвоения, вплоть до «переваривания» впечатлений. Если у вас все в порядке с *саманой*, то присутствует чувство центра личности, хорошо стягивающего вокруг себя сферу внешней жизни. Кстати, это слово одинаково с *«самана»*, от которого происходит *«шаман»*, который известен как властелин энергетических процессов. Не случайно пищеварительный огонь и священный ритуал жертвоприношения часто отождествлялись в древней Индии.

Итак, травы помогают разгораться «дровам» пищи в теле. Специи, способствующие пищеварению и впитыванию *саманы* через тонкую кишку: *кардамон, фенхель, имбирь, корица, горчица, тмин, базилик, черный перец, мускатный орех, трикату* (препарат). Практически все названные экзотические специи вы найдете по указателю в других разделах: например, мускат хорошо активизирует высшую *чакру Сахасрару* и подходит для ее раскрытия. Однако мускат также быстро возжигает *агни* (огонь), т.е. стимулирует образование желчи и пищеварение, применяется при расстройстве кишечника, входит в состав северо-индийской смеси *гарам-масала*. Здесь мы предложим вам обратить внимание на необычные свойства хорошо известного тмина, который специалисты по *аюрведе* ставят в один ряд с экзотическими специями.

Тмин

В диком виде тмин произрастает в лесной и лесостепной зонах европейской части, в южной части лесной зоны Сибири, на Дальнем Востоке. Встречается по суходольным лугам, на холмах и склонах гор, около дорог. Культивировать тмин начали в Малой Азии еще в VIII в. до н. э. Отсюда он распространился по всей Европе, где возделывался для употребления в пищу. С лечебными целями применяют плоды тмина обыкновенного.

Это травянистый двулетник высотой до метра и более. Стебель растения прямостоячий, ветвистый, листья очередные, перисторассеченные. В первый год жизни образуются только розетка листьев, на второй год из перезимовавшей розетки отрастает стебель. Цветет тмин всю первую половину лета. Цветки мелкие, белые или розовые, собраны в сложные зонтики. Плодоносит в июле-августе, плод — продолговатый вислоплодник, распадающийся на два серповидно изогнутых полуплодика.

Вырастить тмин на огороде нетрудно. Для нужд одной семьи достаточно участка в 2-3 м^2, чтобы все лето иметь зелень, а осенью собрать семена и использовать их в пищу или для посева.

Тмин требователен к свету и влаге, растет на огородных почвах и хорошо реагирует на внесение удобрений, относится к зимостойким растениям. В зависимости от района выращивания тмин можно сеять под зиму или весной.

Собирают сырье, когда не менее половины плодов в центральных зонтиках побурели, а остальные еще остались зелеными. Зонтики срезают вместе со стеблем и связывают их в снопики. Сушат зонтики в хорошо проветриваемых помещениях, под навесом, или в сушилках при температуре 30-35°С. После сушки их обмолачивают, семена очищают на ситах от мелких веточек и стеблей. Высушенные плоды буроватого цвета, пряного вкуса, с сильным ароматным запахом хранят в плотно закрытых банках до трех лет.

Удана

Если *прана* отвечает за восприятие, а *апана* — за выведение, и они размещались на «полюсах» тела (верх и низ), то *удана* находится в сходном, но более тесном отношении с *саманой*. Как *самана* управляет усвоением и пребывает в желудке, так *удана* направляет самовыражение и располагается в горле. В последнюю очередь мы рассмотрим *вьяну* — энергию равновесия и связывания, распространения по всему телу. *Вьяна* существует в сердце, т.е. посередине и между *праной* и *апаной*, и между *уданой* и *саманой*. В целостной системе *удана* находится между *праной* и *саманой* — головой и сердцем, поэтому непосредственно проявляется в речи. Голос человека — зеркало качества его *уданы*.

Несомненно, важность качества *уданы* велика, ведь самовыражение — главный фактор развития сознания, и движение вверх понимается здесь как в буквальном, так и в символическом смысле. Для поддержания *уданы* применяются в основном специи и растения с вяжущим вкусом, усиливающие голос и прекращающие кашель, а также увеличивающие жизнестойкость и выносливость. К этой группе относятся многие из трав, благоприятных для *праны*, в частности избавляющие от кашля: *перечная мята, аир, ягоды лаврового дерева, девясил, лобелия, тулси, харитаки, коровяк, васа, мать-и-мачеха, кора вишневого дерева, солодка (лакричник).*

Нужно иметь в виду, что в переводной литературе «ягодами лаврового дерева» называют плоды *мирики*. Они не имеют никакого отношения к плодам лавра благородного, который используется как приправа и выращивается как комнатное растение. Плоды *мирики наги (кат-пхала)* и других индийских видов мирики (например, «земляничного дерева» — мирики красной) съедобны, вкусны и полезны. Плоды же лавра ядовиты, и такая ошибка может дорого обойтись!

Мята

Мята — одно из древнейших лекарственных и душистых растений. Наибольшее значение имеет *мята перечная* — этот гибридный вид был впервые обнаружен в Англии в конце XVII в., а всего столетие спустя плантации перечной мяты появились во многих странах, и началось создание новых сортов, которых сейчас существует множество. Экологические и погодные условия значительно влияют на содержание эфирного масла и ментола в растении. Мята перечная также и наиболее декоративный вид. В диком виде она не встречается.

Мята перечная — многолетнее травянистое растение, образует ползучее корневище и многочисленные надземные побеги. Стебли четырехгранные, прямые, густооблиственные, 30-80 см высотой. Этот вид мяты легко узнать по зазубренным листьям с фиолетовым краем. Листья простые, удлиненно-яйцевидные, на коротких черешках. Цветки мелкие, беловато-розовые, бледно-фиолетовые или лиловые располагаются в плотных колосовидных соцветиях. Мята цветет с июня по август. Плод состоит из четырех орешков темно-коричневого цвета.

Мята хорошо растет на рыхлых плодородных почвах, а места с излишним увлажнением и тяжелой глинистой почвой для нее непригодны. Уход заключается в рыхлении почвы; полив — по мере необходимости. Растение светолюбиво, но хорошо выносит и затенение. На севере мяту проще выращивать как однолетнюю культуру. Оставляя мяту на зимовку, гряды осенью засыпают слоем рыхлой земли, либо укрывают лапником, соломой, сухим листом, чтобы защитить от вымерзания. Заросли мяты следует возобновлять каждые 3-4 года. Размножают мяту отводками или черенками с 3-5 листьями.

Вьяна

Движение *вьяны* сцепляет движения *саманы* и *уданы*: не от центра наружу или наоборот, а нечто вроде завихрения по спирали. Однако не следует путать *вьяну* с *праной* или *апаной*: она не связывает организм с внешним миром, а распределяет вещества по телу. Иными словами, *вьяна* циркулирует, налаживая кровообращение, газообмен и прокручивание повседневных мыслей. При этом у *вьяны* есть собственное место пребывания в теле — внутри грудной клетки, где энергия развивается и расширяется. Хорошее качество *вьяны* позволяет вам «дышать полной грудью», чувствовать себя полным силы, разливающейся по телу. И наоборот, при ущербности *вьяны* человек выглядит ссутулившимся и съежившимся.

Схематически *саману* изображают как малый круг в центре тела, а *вьяну* — как большой круг, охватывающий тело. При этом она не «захватывает» голову, где царствует *прана*, а как бы связывает *прану* (вдох) с *апаной* (выдох), если говорить о крайних противоположностях, и *удану* (горло) с *саманой* (желудок), если говорить о ближайших энергиях. Таким образом, *вьяна* — срединная и посредническая энергия. Специи и горькие на вкус травы, которые способствуют циркуляции *вьяны* в сердце, крови и костно-мышечной системе: *элеутерококк (сибирский женьшень), корица, ниргунди, арджуна, девясил, гуггул, шафран, куркума, гудучи, дягиль, кава-кава.*

Элеутерококк

Элеутерококк распространен в Восточной Азии (от Гималаев до Японии). Наиболее известен *элеутерококк колючий,* который растет в диком виде и на территории нашей страны — на юге Дальнего Востока. Считается, что препараты из его корней вполне заменяют женьшень. Это кустарник высотой 2-3 м, ветки которого густо усыпаны колючками. Листья пятипальчатораздельные, на длинных черешках. Цветы собраны в соцветия — шаровидные зонтики, мужские цветы фиолетовые, женские — желтоватые. Плоды — черные округлые ягоды. Цветет в июле, плоды созревают в сентябре-октябре.

Элеутерококк легче всего размножается вегетативно — корневыми черенками, а также делением куста. Высаживают его осенью или весной (до распускания почек). Этот кустарник в природе растет в подлеске, поэтому самое подходящее место для него — под покровом негустых деревьев. Лучше всего он растет на хорошо увлажненных (но не переувлажненных) местах. Требует плодородной и не тяжелой по составу, хорошо дренированной почвы, летом желателен регулярный полив.

Экстракты корней женьшеня и элеутерококка по силе стимулирующего воздействия почти одинаковы, а общий тонус организма элеутерококк повышает даже лучше. Тонизирующее действие начинает проявляться после недельного употребления: у истощенного человека улучшается общее состояние, становится крепче сон, проходит головная боль, появляется аппетит. Элеутерококк обладает адаптогенным действием, повышает сопротивляемость организма, нормализует обменные процессы, способствует омоложению.

Солнечный и лунный каналы

Мы познакомились с разнообразием *пран* в теле, выяснив, что они уравновешивают друг друга, отвечая за противоположные действия, а одна из них выступает «равновесной». Когда мы рассматривали их местоположение в теле, было очевидно, что центры их активности расположены симметрично на вертикальной оси. Нетрудно было бы провести параллели со структурой семи *чакр*, до которых мы дойдем в разделе о медитации. Однако *праны* существуют на более «грубом» уровне, они «ближе к телу» и более «рассеяны» по нему. Напомним, что снизу вверх *праны* идут в следующем порядке: *апана* (низ живота), *самана* (желудок), *вьяна* (сердце), *удана* (горло), *прана* (голова). Таким образом, на более тонком уровне все они связаны общим током энергии по позвоночнику, в центральном канале которого — *сушумне* — и расположены семь *чакр*.

Собственно пранаяма предполагает уравновешенное состояние этой системы: каждая прана сбалансирована и все они гармонично взаимодействуют друг с другом. Когда ничто не выбивается из общего ритма, можно заниматься углублением сознания в тело. Тогда можно практиковать пранаямы, направленные на растягивание и наполнение дыхательного цикла, которые служат для подготовки к полному сосредоточению сознания (медитации). Пока дело не дошло до собственно пранаямы, мы имеем дело с неуравновешенной системой. «Крайности», в которые постоянно впадает наше тело и сознание, на праническом уровне представлены боковыми каналами, по которым проходит «солнечная» и «лунная» энергии. Это пингала и ида, расположенные соответственно справа и слева от сушумны.

Как пользоваться этим знанием для выполнения «вспомогательных» пранаям, которые позволяют активизировать заторможенные процессы и утихомиривать состояния перевозбуждения? Самый прямой путь — воздействие непосредственно на противоположный канал. Так, когда нам нужно переваривать пищу, мы закрываем левую ноздрю и дышим 10-15 минут только через правую (мы разбирали эту технику в разделе о поддержании желудка). При этом включается в работу пингала, активизируется солнечная энергия, и действие всей системы смещается в сторону большей активности процессов. И еще проще: когда мы ложимся спать, лучше укладываться на правый бок, чтобы открыть левую ноздрю и привести в действие иду. Тогда будет происходить общее замедление процессов, и мы хорошо выспимся…

Кроме того, существуют различные техники пранаямы, направленные специально на активизацию или релаксацию. Если вы используете пранаяму в качестве подготовки к практике асан или медитации, вы можете подобрать для себя нужные техники. Приступая к «обрамлению» *пранаямами* всего периода практики, следует продумать, какие из них вы собираетесь делать до и после занятий. Выбор во многом зависит от общего контекста существования, в который вы пытаетесь встроить поначалу «чужеродную» практику. Другими словами, вам нужно привести себя в саттвическое (уравновешенное) состояние исходя из раджасического (деятельного) или тамасического (инертного), которые преобладают в обычной жизни.

Если вы социально активны и постоянно «в разъездах», то начинать надо с успокаивающих *пранаям*, а заканчивать теми, которые помогут вернуться к нужному ритму бытия из относительной «заторможенности». Если у вас «сидячая» работа, то начинать надо с «тонизирующих» *пранаям*, а заканчивать успокаивающими, иначе вам будет трудно «усидеть на месте». Регулярная практика вообще может вызвать желание поменять работу, или вы научитесь выполнять прежние обязанности в саттвическом состоянии. Тогда необходимость использовать *пранаямы* в «обрамляющей» функции отпадет, что, разумеется, не касается практики *пранаямы* как таковой. В качестве пары «контрастных» *пранаям* вполне приемлемы *Нади-шодхана* и *Капалабхати*, которые мы приведем в сопровождении списков «контрастных» трав.

Другим ориентиром должно выступать физиологическое состояние организма, поскольку практиковать хатха-йогу не следует при переохлаждении или перегреве. Для того чтобы установить в теле оптимальный температурный режим, можно использовать перед практикой «разогревающие» и «охлаждающие» *пранаямы*, в которых редко возникает нужда после практики. Когда слишком жарко, нужно делать *Ситали*, а когда слишком холодно — *Бхастрику* — их описание можно найти почти в любом руководстве по йоге. В зависимости от климата можно применять после практики *Ситали*, если тело «перегрелось», и *Бхастрику*, если вы плохо утеплились перед расслаблением и попросту замерзли. Релаксация соотносится с «охлаждением», а активизация с «разогреванием».

Активизация

Как мы упоминали, простейшим способом активизировать течение процессов в теле и уме выступает Сурья-бхедана-пранаяма — дыхание через правую ноздрю. Часто рекомендуют для усиления эффекта выдыхать через правую ноздрю, а выдыхать через левую. Однако существуют более сильные методы, которые активизируют организм в считанные минуты, если не секунды. И среди них самый простой — *капалабхати*. Суть практики сводится к тому, что вы резко выдыхаете животом через нос, а потом отпускаете мышцы и позволяете произойти естественному вдоху. Выдохи повторяются в быстром темпе в течение периода, пока вы чувствуете себя комфортно. Затем делается пауза, после которой начинается новый период, и так несколько раз. Конечно, здесь есть свои тонкости, с которыми вы познакомитесь на занятиях йогой, либо найдете их в йогической литературе.

Ароматические растения также оказывают сильное воздействие, активизируя высшие мозговые центры, очищая каналы головы и пазухи носа, стимулируя течение праны. Конечно, вы можете применять тонизирующие растения, которые приводились для накопления физической силы, а также влияющие на деятельность сознания, о которых пойдет речь в главе о медитации. Однако ароматы лучше подходят именно для пранаямы, поэтому здесь желательно ориентироваться на воздействие запахов. Вы можете развести такие пахучие травы, как шалфей, использовать специи, вроде кардамона, либо обзавестись благовониями, например, сандалом. Как и вообще в ароматерапии, в выборе нужно прислушиваться прежде всего к собственным ощущениям.

Шалфей

Различные виды шалфея широко распространены в умеренных, тропических и субтропических областях Старого и Нового Света. Наибольшее количество эфирного масла содержит *шалфей мускатный*, происходящий из Средиземноморья. Предполагается, что шалфей перевезли через Альпы в Среднюю и Северную Европу римские легионеры и монахи-бенедиктинцы. Шалфей быстро приспособился к более суровому климату, и сегодня его можно обнаружить в диком или культивируемом виде на всей европейской территории. В пищу пригодна надземная часть растения, собранная во время цветения.

Это дву- или многолетнее травянистое растение до 1 м высотой и выше. Листья шалфея мускатного крупные, на черешках, сверху морщинистые, опушенные, 10–30 см длиной и 5–20 см шириной. Стебли оканчиваются крупными эффектными соцветиями до 40 см длины. Цветки крупные, розовато-фиолетовые, светло-синие, реже белые, расположены в шести цветковых мутовках. Ценят и выращивают шалфей мускатный ради очень ароматного эфирного масла, которое получают из свежих цветков. Красивый и эффектный шалфей мускатный выращивают также как декоративное растение, причем обычно как двулетник.

Шалфей можно выращивать на садовом участке. Место должно быть обязательно солнечным и, по возможности, защищенным от ветра с севера и востока. Почвы нужны легкие, плодородные, богатые известью. Лучше растет при поливе. Шалфей можно размножать делением куста и семенами, которые сохраняют всхожесть в течение трех лет. Семена на рассаду высевают в марте-апреле, а можно сеять сразу в грунт в мае или даже осенью под снег. Соцветия убирают при побурении семян в двух-трех нижних мутовках центрального соцветия. Срезают их над верхней парой настоящих листьев. Соцветия можно использовать сразу, а для заготовки впрок их сушат и хранят в сухом проветриваемом помещении.

Кардамон

Кроме имбиря и куркумы среди пряностей к имбирным относится и *кардамон настоящий*. Дико он растет во влажных горных лесах Южной Индии. Выращивают его в основном в Индии, на о-ве Шри-Ланка, полуострове Индокитай и в Южном Китае. Это одна из старейших пряностей. Семена кардамона содержат эфирное масло, обладают сладким ароматом, их используют как приправу к пище и лекарство. Кардамон очень популярен на Шри-Ланке, в Индии и Иране как составной элемент кофе по-арабски. Кашмирцы любят зеленый чай с кардамоном, особенно в Шринагаре.

Найти растение кардамон для выращивания дома так же сложно, как куркуму и имбирь, с которыми он схож по внешнему виду. Культивируют его в домашних условиях подобно имбирю и куркуме, но сажают в более глубокий горшок, который весь заполняется его тонкими корневищами и корнями. Смолотые плоды теряют аромат достаточно быстро, поэтому хранят целые стручки. Перед употреблением их надо разломать, чтобы извлечь семена. Зеленые стручки дают лучший аромат, чем желтые или сероватые.

Сандал

Белый сандал — вечнозеленое дерево высотой до 40 м с коричнево-серым стволом и большим количеством гладких и гибких ветвей. Листья кожистые, цветы мелкие, пурпурно-розового цвета, собранные в метельчатое соцветие. Произрастает и культивируется в Индии, Индонезии и других тропических странах. Для получения ароматического масла используют сердцевину деревьев старше тридцати лет. Аромат сандала древесно-бальзамический, туманно-мускусный, изысканный.

Сандал относится к классу ароматических адаптогенов. Если в угнетенном состоянии духа и тела вы обратитесь к ароматерапевту, он, скорее всего, назначит вам курс массажа с маслом сандалового дерева. Эфирное масло сандалового дерево является универсальным, оно влияет на иммунную и нервную системы, улучшает кровообращение, нормализует гормональный фон. В конечном результате — повышается ваша активность на фоне внутреннего равновесия. Сандал незаменим, когда необходимо сосредоточиться. Он снимает головокружение и головную боль, успокаивает.

В наших условиях широко используются сандаловые ароматические палочки. Сандал очень благотворно влияет на очищение и укрепление слабого эфирного поля. Считается, что аромат сандала рассеивает негативные энергии. Сандал оказывает антидепрессивное, антисептическое, стимулирующее и тонизирующее действие, помогает при депрессии и бессоннице.

Релаксация

Для расслабления и замедления процессов в теле и уме, как мы уже упоминали, вы можете использовать дыхание только через левую ноздрю. Другой простой способ — сосредоточение на выдохе и растягивание именно выдоха, тогда как вдох остается естественным. Однако поначалу на вас подействует успокаивающе и такая равновесная техника, как *Нади-шодхана*. Суть ее сводится к тому, что вы вдыхаете через одну ноздрю, а выдыхаете через другую, а затем наоборот. Для этого вы попеременно зажимаете ноздри пальцами, желательно сложенными в *Вишну-мудру* (средний и указательный пальца подогнуты, а остальные выпрямлены и используются для зажима). Дышать следует как можно медленнее, постепенно растягивая дыхательный цикл, и обязательно сохранять равную длительность вдоха и выдоха с каждой стороны. Схема полного цикла выглядит так: вдох слева, выдох вправо, вдох справа, выдох влево.

Ароматические растения способствуют успокоению сознания, их можно употреблять в виде отваров, эфирных масел, ингаляций или благовоний. Цветочные ароматы хорошо успокаивают внешнее осознание, снимают эмоциональные и чувственные перегрузки, погружают на глубинные уровни чувств. Сладкими цветочными ароматами обладают *жасмин, роза, шафран, ирис, лотос, жимолость*. Иными словами, если вы вечно взвинчены, стоит на время превратить комнату в благоухающий сад, пока вы не научитесь успокаиваться с помощью самой *пранаямы* или даже одной установки сознания, т.е. своего рода «медитации в действии». А если вы слишком заняты, то наилучшим благовонием для релаксации будет, пожалуй, джатаманси.

Джатаманси

Почти каждому знакома валериана благодаря ее успокоительным и антиспазматическим свойствам. Однако на Ближнем Востоке традиционно используется другое растение из того же семейства — джатаманси (нард), которое обладает похожими свойствами. *Нардостахис крупноцветковый* (или *нардостахис джатаманси*) — нежное пряно-ароматическое растение с разветвленной корневой системой, родом из Гималаев. Иногда его называют *гангитис* из-за произрастания в предгорьях возле Ганги.

В Индии он используется при изготовлении разных видов массажных масел. Полагают, что он полезен при многих заболеваниях, особенно ценен как успокаивающее средство, для лечения пищеварительной и дыхательной систем. Эфирное масло получают паровой дистилляцией корней растения, запах тяжелый, приятный, древесный, напоминающий валериану, имбирь и кардамон. Джатаманси обладает охлаждающим воздействием, способствует уравновешиванию трех *дош,* проясняет сознание и укрепляет разум. Он хорошо сочетается с *брахми,* его можно принимать также с небольшим количеством камфоры или корицы.

Жасмин

Родом это растение с подножий Гималаев. *Жасмин* — это вьющийся вечнозеленый кустарник с супротивными листьями и белыми, желтыми или розовыми душистыми цветками, собранными в зонтиковидные соцветия. В Индии с незапамятных времен белые цветки жасмина применялись в церемониальных шествиях, запахом жасмина облагораживали воду при ритуальных омовениях. Все части жасмина используются в лечебных целях. Сырой корень облегчает головную боль, устраняет бессонницу. Эфирное масло жасмина — сильный антидепрессант: аромат жасмина бодрит сильнее, чем кофе, но при этом действует успокаивающе.

В комнатной культуре наиболее распространен *жасмин многоцветковый* — сильная лиана с перистыми листьями и появляющимися весной розовыми бутонами, которые превращаются в белые звездчатые цветки. Часто разводят и *жасмин самбак (жасмин аравийский)* с тонкими опушенными побегами, цельными яйцевидными листьями и белыми цветами, — его можно выращивать как лиану или формировать в виде куста. Особенно красива махровая форма с белыми цветочками-розочками, краснеющими к концу цветения. Даже один цветок наполняет своим ароматом все помещение. Распускаются они один за другим, украшая квартиру почти круглый год, но с весны до осени цветут обильнее всего.

Жасмин размещают в светлом месте, лучше всего на подоконнике, лианам необходима опора. Поливают растение мягкой водой, не допуская пересыхания земляного кома, листья регулярно опрыскивают. Зимой жасмину нужна температура 16–18°С и умеренный полив. Почвенную смесь готовят из торфа, лиственной и дерновой земли и песка в соотношении 1:1:3:1. Растение предпочитает слабокислую реакцию почвы, а в период интенсивного роста нуждается в подкормке органическим удобрением раз в две недели. Побеги хорошо переносят обрезку: ранней весной их укорачивают на треть, поскольку цветы располагаются на побегах текущего года. Размножается жасмин весной стеблевыми черенками.

Жимолость

Жимолость японская — полувечнозеленая лиана. Она очень быстро растет, образует много отводков. Цветет обильно и продолжительно в июне-июле. Цветки у нее белые, с пурпурным оттенком, необыкновенно ароматные. В средней полосе России может расти лишь на солнечном месте и с защитой от морозов. Но даже при хорошем уходе будет цвести не каждый год. Зато при желании можно выращивать жимолость японскую в комнате или зимнем саду. У жимолости японской есть очень красивая форма *Aureoreticulata* с более нежными листьями в золотисто-желтую сеточку. Эту редкую разновидность можно вырастить в комнате.

Динамическое равновесие

При выполнении *пранаямы* следует сидеть лицом на север или восток: первое положение способствует устойчивости ума, а второе — взращиванию познаний. В *пранаямах*, предполагающих задержку дыхания с помощью пальцев, используется *Шанка-мудра*, которую называют также *Вишну-мудрой*. Указательный и средний пальцы подгибаются к середине ладони, а три остальных остаются выпрямленными. Большим пальцем зажимается правая ноздря, а мизинцем, в ноготь которого упирается кончик безымянного пальца, создавая дополнительное давление, — левая ноздря. Любая *пранаяма* и даже отдельный цикл *пранаямы* начинается с «удаления нечистоты», для чего зажимается правая ноздря и делается продолжительный выдох через левую.

Подготовительная *Вишая-вритти-пранаяма* способствует установлению динамического равновесия. Начинать нужно со счета 12 секунд, поэтому первый цикл выглядит следующим образом. Открывается правая ноздря (а левая, соответственно, зажимается), и выполняются три вдоха-выдоха, где выдох равен по продолжительности вдоху и составляет 12 секунд. Затем зажимается правая ноздря и делаются три вдоха-выдоха через левую ноздрю, после чего руку можно опустить. Цикл завершен, а всего в течение одного периода практики нужно сделать 10 циклов. Поскольку *пранаяма* предполагает введение задержки дыхания, она добавляется на следующий день, так что пропорция дыхания в целом составляет 12:12:12. На следующий день длина вдохов и выдохов увеличивается до 18 секунд. Дальнейшее освоение данной *пранаямы* состоит в увеличении задержки, тогда как вдох и выдох неизменно составляют по 18 секунд. К задержке добавляются всякий раз по 6 секунд, и две последующие пропорции составляют 18:24:18 и 18:30:18.

Теперь мы подробнее рассмотрим вышеупомянутую технику *Нади-шодхана-пранаямы*, где состояние «динамического равновесия» углубляется. От предыдущей данная *пранаяма* отличается лишь тем, что дыхательные циклы не группируются по три с каждой стороны. Обе ноздри действуют попеременно: вдох справа, задержка, выдох слева. В пропорции среднее звено увеличивается точно так же: сначала 18:18:18, затем 18:24:18 и наконец 18:30:18. Однако чередование продолжается не сколь угодно долго (хотя в шивананда-йоге эта *пранаяма* считается безопасной в смысле «передозировки»), а всего шесть раундов. После завершения шестого раунда выдохом вправо делается пауза, и следующий цикл начинается с удаления нечистоты через левую ноздрю. Всего за одно занятие выполняется 10 циклов.

И, наконец, в качестве последней техники приведем *Шакти-чадана-пранаяму*, предназначенную для реализации основной цели йоги — поднятия энергии *кундалини*. Выполнение данной техники приводит к пробуждению высших *чакр* и полному освобождению от обусловленного человеческого существования. *Кундалини*, или «змеиная сила», покоится в основании позвоночника, свернувшись тремя кольцами, символически представляющими три *гуны*, или качества проявленного мира, находящихся в непрерывном взаимодействии и относительном динамическом равновесии. При возрастании силы устанавливается и распространяется полный покой. Тем самым человек, обретя силу полностью очистить свое сознание, волен создавать и поддерживать динамическое равновесие в любых формах.

Шакти-чадана очень похожа на *Нади-шодхану*, но пропорция дыхания в ней асимметрична, вдохи и выдохи справа короче, чем вдохи и выдохи слева, что и способствует развитию силы. Пропорция дыхания составляет на начальном этапе 6:24:12 в одну сторону и 12:24:6 — в другую сторону. Это означает, что при чередовании ноздрей делается вдох справа продолжительностью 6 секунд, затем задержка на 24 секунды, а после выдох влево на 12 секунд. Далее в обратном направлении: вдох слева на 12 секунд, задержка на 24 секунды, выдох вправо на 6 секунд. Пропорция наращивается прибавлением к вдоху сначала по две секунды, а потом по одной. Таким образом, мы получаем следующие соотношения: 8:32:16 и 16:32:8; 10:40:20 и 20:40:10; 11:44:22 и 22:44:11; 12:48:24 и 24:48:12. Как правило, этого достаточно.

Полный курс называется мандалой пранаямы и строится в самостоятельной практике следующим образом. Всего предполагаются две *мандалы* по 48 дней. Каждое утро и каждый вечер выполняется *Шакти-чадана* по 20 раз, причем именно в последней пропорции 12:48:24 и 24:48:12. Непосредственно перед ней должны выполняться подготовительные *пранаямы* — *Вишама-вритти* и *Нади-шодхана*, не более трех раз каждая. Вторая *мандала* также составляет 48 дней. При необходимости путешествовать — лучше отложить всю *мандалу* на более поздний срок.

Если вам вообще серьезные занятия пранаямой покажутся слишком сложными, вы можете ограничиться вариантом *Нади-шодхана-пранаямы*, приведенным в разделе для релаксации. Единственное дополнение — одинаковые задержки дыхания после вдоха и выдоха, длину которых нужно постепенно равномерно увеличивать. И, конечно, не помешает воспользоваться растениями, ароматы которых помогают поддерживать динамическое равновесие. Ароматические специи подходят для равномерного развития восприятия и внутреннего видения. Они развивают *прана-агни*, т. е. наиболее тонкую составляющую энергии, что очень полезно для *пранаямы*. К ним относятся *чайное дерево, эвкалипт, тимьян, шалфей, камфара, мята, корица, имбирь, тулси.*

Чайное дерево

Видовое название растения, из которого получают «чайное масло» — мелалеука альтернифолиа. Масло имеет теплый, свежий камфарный и немного пряный аромат. Большая часть видов *мелалеук* произрастает в западной части Австралии, где эти растения образуют красивейшие цветущие заросли. Все они — кустраники, реже деревья высотой около 9 м, все обладают нежным ароматом. Кроны у мелалеук плотные, тенистые, листья могут быть продолговатыми, узколинейными или почти нитевидными. Красивые белые или розовато-лиловые цветы с яркими тычинками собраны в плотные головчатые или ершиковидные соцветия. На месте опыленных цветов образуются плоды, которые со временем одревесневают и остаются на ветвях по несколько лет. Мелалеуки — растения редкие, но они уже не недоступны, их можно купить. Комнатные мелалеуки (миртовый вереск) славится великолепным цветением на поникающих ветвях.

Манука (*лептоспермум прутьевидный*) является национальным растением Новой Зеландии и традиционным лечебным средством племени маори. У себя на родине это небольшое вечнозеленое дерево, сильно разветвленное, с небольшими очередными листьями и располагающимися поодиночке в листовых пазухах белыми цветами, источающими нежный приятный запах. Основное время цветения — ранняя весна. В продаже встречается в виде горшечного растения с белыми, розовыми или карминно-красными цветами, простыми или махровыми.

Всем этим растениям требуется яркое освещение (но без горячих солнечных лучей), свежий воздух. Полив должен быть регулярным, без пересушки почвы, что сразу приводит к сбрасыванию листвы, а иногда и к гибели растения. Поливают только мягкой водой (растения не выносят кальция), необходимо частое опрыскивание кроны. В тёплое время года полив обильный, в холодное — умеренный. Зимой рекомендуется прохладное содержание. Пересаживают растения весной, рекомендуемый субстрат: дерновая, листовая земля, торф, перегной, речной песок (3:1:1:1:1). Весной и летом требуется регулярное удобрение.

«Чайные деревья» легко переносит целенаправленную стрижку в течение года, которая позволяет сформировать красивую крону. Сеянцы можно стричь до пяти-шестилетнего возраста без ограничений, потому что, только достигнув этого возраста, они зацветут. Взрослые цветущие растения весной и летом не обрезают — это помешает цветению. Размножают семенами или черенками в теплице, но это весьма проблематично: все миртовые укореняются с трудом.

Эвкалипт

Родина эвкалиптов — Австралия, где они чрезвычайно разнообразны: в основном это деревья, но есть и кустарники. Листья на молодых побегах супротивные, мягкие, покрыты толстым слоем воска, яйцевидные, сидячие. На более старых ветвях они располагаются очередно, на черешках, становятся кожистыми, серповидно изогнутыми. Цветы собраны по 10-12 штук, имеют невзрачный венчик, зато большое количество ярких тычинок. Эвкалипты — вечнозеленые растения, но вместо листьев могут менять верхний слой коры, которой превращается в лохмотья и опадает.

Эвкалипт можно выращивать в комнате, но только из семян, ибо взрослые растения в продаже почти не появляются. Семена эвкалипта очень мелкие, их высевают в плошки по поверхности увлажненной смеси легкой перегнойной земли с песком и слегка вдавливают. Первые 3-4 дня поливать семена не следует. На 5-10 день появляются всходы. Молодые сеянцы эвкалипта требуют много света и чистого воздуха, не переносят чрезмерной влаги. Когда на всходах появится по 4 листочка, их осторожно, не повреждая корешки, пересаживают в горшки. После посадки поливают, потом не поливают 3-4 дня, а в дальнейшем полив нужен регулярный, чтобы земля была влажная (но не мокрая).

Через три-четыре недели после посадки можно выставить растение на постоянное место. Эвкалипты нуждаются в прямом солнце, их выращивают на южных окнах. Эти растения — настоящие «насосы», они потребляют много воды, и нужно следить, чтобы почва не пересыхала. Однако зимой следует соблюдать осторожность в поливе, избегая переувлажнения. Пересаживают растения каждый год. Обычно продают семена относительно низкорослых видов эвкалипта, но вполне вероятно, что через 5-6 лет дерево упрется верхушкой в потолок, и придется заменить его новым сеянцем.

Для лечебных целей собирают старые серповидные листья в течение всего лета и осени. Листья сушат на открытом воздухе. Если вам не удалось вырастить эвкалипт, то его листья без труда можно купить в аптеке.

Тимьян

Разные виды тимьяна выращивали еще в Древнем Египте для ароматизации смол, используемых при бальзамировании. В лекарственных целях широко используются тимьян ползучий (чабрец) и тимьян обыкновенный. *Тимьян ползучий* распространен почти по всей территории России, а также в Тибете, Индии и Северной Америке. Маленький полукустарничек 10-15 см в высоту отличается стелющимся по земле стеблем, образует дерновинки. Листья мелкие, до 1 см длиной, на коротких черешках. Цветки розовато-лиловые, собраны в головчатое соцветие. Все растение имеет сильный специфический запах. Цветет с июня (мая) до августа (сентября). Имеет садовые сорта с белыми, розовыми и карминовыми цветками, а также пестролистные формы.

Растение требует солнечного местоположения, но мирится с небольшим затенением. Почвы необходимы дренированные, без застоя воды, с щелочной или нейтральной реакцией. Хорошо развивается на бедных супесчаных и песчаных почвах. Тимьян неприхотлив и засухоустойчив. Посадку можно проводить в любое время, но не поздней осенью, так как растения должны хорошо укорениться до морозов. Если кустики тимьяна регулярно подрезать, они будут плотными и компактными. Делают это ранней весной или после цветения, укорачивают побеги примерно на две трети, до одревесневшей части. Наиболее просто размножение делением куста. Для деления куст выкапывают, разбирают корни и аккуратно разделяют растение на части.

Для лекарственных целей собирают цветущую траву, предпочтительно верхушки с соцветиями. Связанную в пучки или разложенную траву сушат в полутени на воздухе или в сушилках при температуре не выше 35°С. Чаще всего делают чай, который пьют с медом.

Глава 4.
Травы для медитации

Оздоровление и омоложение — дело хорошее, если вы за время пребывания в человеческом теле еще не забыли, зачем вы здесь находитесь. Конечная цель йоги должна выступать изначальным ориентиром, иначе неясно, чем мы вообще занимаемся. Цель хатха-йоги *(асаны и пранаямы)* — подготовка к раджа-йоге, то есть достижению *самадхи.* Полное сосредоточение сознания путем медитации приводит к освобождению от обусловленности человеческого существования. Парадоксально, но в современном мире хатха-йогу пропагандируют с прямо противоположной целью — придать органам чувств и органам действия способность интенсивнее взаимодействовать с внешним миром, нещадно эксплуатируя повысившуюся чувствительность. Подлинная цель хатха-йоги состоит в вырабатывании отрешенности от тела при всем умении владеть им в совершенстве, а не доходя до патологической фиксации на телесных функциях.

Если все-таки мы намерены двигаться путем йоги к цели, однозначной в выбранном направлении или многомерной при осуществлении синтеза, то место хатха-йоги определено достаточно ясно. Выполняя *асаны* и *пранаямы,* важно помнить следующее. *Асанам* предшествует правильная организация внешнего поведения в социуме. А за *пранаямой* следует правильная организация внутреннего духовного пространства. Другое дело, что самостоятельное осмысление пути приводит к проявлению новых аспектов самого пути, отсюда и большое число разных школ хатха-йоги. Поэтому даже *самадхи* как конечная цель йоги тоже понимается по-разному, и это следует учитывать. Поначалу мы лишь примерно понимаем, в чем состоит наша цель, и различаем ее весьма смутно — просто как ориентир.

Раскрытие и развитие чакр

Поскольку до сих пор мы сосредотачивались в основном на собственном теле: выполняли асаны, выравнивали дыхание, — то проще всего продолжить эту деятельность. При этом мы прорабатывали все более тонкие составляющие нашего организма, так и теперь, нам предстоит углубить восприятие самих себя и ощущать более тонкие составляющие своей структуры. Нам будет несколько проще переходить к сосредоточению на чакрах еще и потому, что место их расположения уже долго служило объектом нашего пристального внимания. Речь идет о центральной оси тела. В практике асан мы добивались повышения гибкости позвоночника, а при занятиях пранаямой работали с основными каналами — сушумной, идой и пингалой, проходящими на энергетическом уровне вдоль той же оси тела, а также разбирались с вертикальной последовательностью пяти пран.

Так и основные семь чакр расположены все на той же линии, просто они представляют собой уже не пранические, а «сознательные» образования. Обычно их локализуют «внутри» сушумны, хотя такое описание передает именно их большую утонченность. Кроме того, это не такие неопределенно оформленные, движущиеся по телу субстанции, как пять пран, а гораздо более четко организованные структуры. Каждая чакра есть действительно некий центр трансформации одного вида энергии в другой, устройство которого должно быть отлажено. Последняя пранаяма, которую мы изучали, предназначалась для поднятия энергии кундалини снизу вверх. Именно этот процесс и способствует включению, или раскрытию чакр, встречающихся на ее пути. Вот почему мы и будем рассматривать их тоже снизу вверх, — как последовательно сменяемые объекты сосредоточения.

Уточним, на чем же мы все-таки сосредоточиваемся в целом. Как мы уже отметили, чакры — не физические и даже не пранические, а много более тонкие сознательные структуры. Тем не менее, они представляют собой некую, выражаясь в понятиях материалистов, «объективную реальность, данную нам в ощущениях». Когда несколько человек смотрят в разное время в разных местах на рост того же самого цветка, например, розы, они описывают процесс развития растения и его внешний вид примерно одинаково. Точно так же дело обстоит с тонким «видением». Множество йогов на протяжении тысячелетий избирали объектами для сосредоточения такие структуры, как чакры, и их внутренним взорам представала примерно одинаковая картина их раскрытия и устройства. Конечно, в каких-то деталях они расходились, и все же большинство описаний совпадает.

Каждая чакра представляет собой особое образование, но все чакры имеют некую общую схему устройства. Снова проведем параллель с растением: листья у всех разные, но у всех есть какие-то листья. Точно так же, прежде чем концентрироваться на отдельных чакрах, следует отметить, что именно мы должны в каждой из них «рассмотреть». Основное назначение чакры — трансформация энергии, поэтому она находится на пересечении какого-то числа тонких каналов, которые обозначаются как «лепестки» чакр. Вибрация тока, проходящего по ним вызывает характерное звучание, поэтому каждой чакре приписывают постоянную мантру. В каждой чакре преобладает своеобразное качество осознания, иными словами, ей управляет некое божество. Но самое простое для восприятия — цвет чакры, т.е. собственно ее «внешний вид» в целом, поэтому начинать вы можете с созерцания цвета. Итак, приступим к практике сосредоточения.

Муладхара

Муладхара — это «корневая» чакра, лежащая в основании всей чакровой структуры. Она расположена в физическом теле в самом низу позвоночного столба, а в праническом теле — прямо над кандой. Это сплетение всех тонких каналов, включая сушумну, иду и пингалу. Что касается собственно сознательного уровня, то энергия кундалини, или сила чистого осознания, дремлет именно здесь. Правильное развитие Муладхары требует освобождения от привязанности к элементу земля, или всему «земному». У вас не должно оставаться стремления к накоплению вещей, страха смерти и т.п. Материальный мир воспринимается как сфера опыта, которой можно «любоваться». Самое сильное впечатление от созерцания этой чакры — красный цвет. Способствуют привлечению внимания к ней и ее раскрытию такие травы, как *шатавари, ашвагандха, харитаки, лотос.*

Шатавари

Аспарагус, или спаржа — род многолетних корневищных растений, наиболее распространенных в Африке и Азии. Особенностью аспарагусов является то, что листья у них редуцированы, а их функцию выполняют «ложные листья» — кладодии (уплощенные листовидные стебли). Аспарагусы ценятся цветоводами: их «ложные листья» на гибких стеблях образуют парящие в воздухе ажурные зеленые облачка, фонтаны или каскады. Они широко используются для оформления интерьеров в качестве горшечных, ампельных или вьющихся растений.

Аспарагус кистевидный в Индии называют *Шатавари* — «имеющая сотню мужей», поскольку ему свойственно тонизирующее и омолаживающее воздействие. Он имеет длинные (до 2 м) побеги; его линейно-шиловидные кладодии собраны пучками. Ароматные ярко-розовые (иногда белые) цветки образуют кисть. Для красивого роста и достижения наибольшего эффекта от созерцания этого грациозного растения желательно обеспечить достаточный простор его стеблям.

Аспарагус неприхотлив, приспосабливается к условиям содержания. Однако он хорошо разрастается недалеко от окон, при умеренной температуре и влажном воздухе. В летнее время при сильной жаре увеличивают влажность воздуха рядом с аспарагусом всеми возможными способами. Полив с весны до осени равномерный и умеренный (между поливами почва должна подсохнуть), зимой более редкий. При зимовке в теплой комнате требуются регулярные опрыскивания, иначе стебли могут постепенно оголиться и высохнуть. Растению, особенно при выращивании с целью получения лекарственного сырья, требуется питательная почва: смесь дерновой и листовой земли, перегноя и песка (2:1:1:1). Весной и летом удобряют каждую неделю, чередуя органические и полные минеральные удобрения.

Аспарагус размножается семенами и делением куста. Семена аспарагуса темно-всхожие, при посеве их слегка присыпают землей и смачивают посевы из пульверизатора. Для создания равномерной влажности горшок прикрывают стеклом и поддерживают температуру почвы 24-27 градусов, посевы ежедневно проветривают. Делить корневище аспарагуса лучше всего при весенней пересадке, при этом нужно стараться как можно меньше повреждать корни. Поскольку именно корневище является лекарственным сырьем, отделять его с этой целью также удобнее в момент пересадки.

Свадхистана

Свадхистхана расположена в сушумне на уровне половых органов, она управляет также почками. Здесь находится сфера стихии воды, и раскрытие этой чакрой означает нечто большее, нежели просто увеличение сексуальности. Сознательное овладение деятельностью Свадхистханы предполагает контроль над половым влечением, очищение силы желания и превращение ее в мощь осознания, поднимающуюся выше. Вы учитесь получать радость не от удовлетворения вожделения, а от движения наслаждения как чистого потока, перекатывания волн в светоносном океане бесконечности. Чакра воспринимается как оранжевый сноп огня с шестью лучами. Она активизируется при приеме таких трав, как *кориандр, якорцы (гокшура), алтей, толокнянка (ува урзи).*

Кориандр

Кориандр — одна из старейших и наиболее широко используемых трав и один из важных ингредиентов азиатской, индийской, китайской, латиноамериканской, африканской кухонь. Родом из южной Европы, кориандр считался чрезвычайно полезным и использовался в кулинарии и медицине с глубокой древности. В Индии зелень подают как приправу, семена входят в состав пряных смесей — карри. В индийской медицине семена растения применяют как мочегонное, желудочное и укрепляющее средство.

Кориандр посевной очень популярен и широко используется в кулинарии. Кориандр известен также под названиями "кинза" и "китайская петрушка". Будучи членом того же семейства, что и петрушка, кориандр похож на нее внешне, хотя листья у кориандра немного бледнее, волнистее, и вкус совершенно другой. Зелень кориандра используются как пряная трава, а семена — как специи. Кроме того, кориандр разводят и как великолепное декоративное растение. Его нежные мелко рассеченные листья покрывают кустики нежным зеленым облаком. В июле-сентябре над ним возвышаются крупные соцветия, состоящие из мелких цветочков. Цветки белые или розоватые, реже кремовые или светло-фиолетовые, собраны в сложный зонтик.

Размножается это растение семенами. Сеют его на солнечном месте, в обычную садовую землю с марта по май. Растение относительно холодостойкое, молодые посадки переносят заморозки до -5°C. На затененных участках затягивается созревание семян, снижаются урожай и содержание эфирного масла. Кориандр засухоустойчив, но на первой стадии своего развития, а также в период завязывания плодов потребность во влаге велика. Растение отзывчиво на удобрения, особенно на фосфорные и азотные. Плоды созревают неодновременно, склонны к осыпанию. Поэтому урожай убирают, когда 40 % плодов побуреет, а плодоножка еще не высохла.

Манипура

Манипура расположена в сушумне на уровне солнечного сплетения и управляет желудком и другими органами пищеварения. Йог, который концентрируется на этой чакре, получает власть над стихией огня. На социальном уровне владение этой чакрой дарует беспрекословное подчинение окружающих, обретение всех сокровищ. Однако правильное раскрытие чакры предполагает не только развитие несгибаемой воли, но и сжигание в огне решимости всей личной «нечистоты». Йог выходит из сосредоточения на Манипуре очищенным, подобно переплавленному золоту. Сияние полностью раскрытой чакры — ослепительно солнечно-желтое. Внутренний огонь помогают развести такие специи, как *черный перец, кумин, кайенский перец, золотой корень (гидрастис канадский, желтокорень канадсткий)*. Среди них плоды кумина особенно хорошо способствуют пищеварению и придают бодрость.

Кумин

Санскритское название кумина — sugandhan значит «хорошо пахнущий», и кумин был очень популярен в древней Индии как специя. Пять тысяч лет назад кумин уже использовали в пищу египтяне, в качестве лекарства и специи кумин применялся в Древней Греции и Риме. Родиной кумина считается Ближний Восток и Египет. Сегодня кумин выращивают в Индии, Иране, Китае, Южном Средиземноморье, Мексике.

Кумин — небольшое однолетнее травянистое растение, родственник тмина и фенхеля, похожий на них по внешнему виду. Кумин называют «индиским тмином», и действительно иногда путают с тмином. Внешне две специи похожи, но аромат и назначение у них разное. Используется кумин молотым или в виде целых семян. Слегка горький вкус и пряный аромат, похожий на тмин, изменяется при обжаривании. Это так называемый белый кумин. Кумин черный или ажгон, обладает несколько более горьким вкусом и острым запахом. Зрелые плоды собирают в лекарственных целях. Для этого срезают верхушки растений, после сушки сырье обмолачивают, семена провеивают (как и тмин).

Анахата

Анахата расположена в сушумне на уровне сердца, и в ней слышится особое звучание, которое так и называют — звук анахаты. Это центр управления легкими и стихией воздуха. Однако раскрыть сердечную чакру вовсе не означает впасть в сентиментальность. Любовь предполагает возвышение над личными желаниями, парение над преходящими чувствами, открытость вселенскому состраданию и посвящение всего себя божественной силе поддержания Вселенной. Вы получаете переживание чистой самоотдачи, полностью и бесповоротно превращаетесь в воплощение любви. Чакра светится зеленым светом, и к ней близки «по духу» такие травы, как *кардамон, семена лотоса, шафран, роза*.

Шафран

Род *Крокус* насчитывает около 80 видов. В цветоводстве широко используется около половины видового состава, в том числе и *шафран посевной*. Название «шафран» происходит от арабского «за-фран», что означает «быть желтым». Родиной шафрана считается Балканский полуостров, но с древних времен народы Востока и Европы выращивают его в качестве приправы и лекарства.

Шафран — многолетнее растение высотой 10-30 см. Его клубнелуковица до 3 см в диаметре с сетчатой оболочкой из тонких волокон, листья прямые, узкие. Сам цветок бледно-фиолетового цвета, из него выглядывают 3 ароматных оранжевокрасных рыльца, которые и используются в качестве пряности. Летом находится в состоянии покоя. Цветет он осенью, листья появляются одновременно с цветками. Семян не образует, размножают его только дочерними клубнелуковицами.

Рыльца, представляющие собой пряное сырье, обладают сильным, ароматическим, слегка одурманивающим запахом и горьковато-пряным вкусом. Убирают цветки в период распускания при сухой погоде. У них выщипывают рыльца и сушат в сушилке при температуре 45-50 °C (12-15 мин) или в сухом помещении при комнатной температуре (30 мин). В народной медицине шафран используют как болеутоляющее, противосудорожное и, конечно, сердечное средство.

Вишуддха

Вишуддха расположена в сушумне на уровне горла, будучи центром стихии чистого пространства. Именно поэтому сосредоточение на данной чакре позволяет йогу обрести такую прочность существования, что он не исчезает даже в период пралайи (периода растворения Вселенной). Он обретает знание прошлого, настоящего и будущего, выраженное в звучании, которое в индийской традиции воплощено в священных ведах. Итак, раскрытие горловой чакры означает не умение выражаться красноречиво, а сохранение безмолвия перед распахнутым космическим пространством. Чакра распространяет небесно-голубое излучение, подобное сущности звука божественного голоса. Близкими к Вишуддхе вибрациями обладают *гвоздика, солодка (лакричник), мирика нага (катпхала, ягоды «лаврового» дерева), сельдерей.*

Сельдерей

Сельдерей пахучий — всем известное огородное растение. По вкусовым качествам и содержанию питательных веществ сельдерей занимает одно из первых мест среди зеленных и пряновкусовых культур. Роскошный аромат и специфический вкус ему придают эфирные масла. Дикорастущий сельдерей еще встречается на побережиях Северного и Балтийского морей, а во внутренних районах — по сырым лугам и канавам. Эта охраняемая дикая форма сельдерея не имеет лекарственной ценности, так как плоха на вкус и есть подозрение о ее ядовитости. В медицинских целях используется культурная форма сельдерея.

У сельдерея пахучего, родственника укропу, ветвящийся стебель, достигающий в высоту 1 м, клубнеобразный корень и большие перисторассеченные темно-зеленые блестящие листья. Цветки мелкие, белые, собраны в соцветие — сложный зонтик. Из них развиваются почти круглые, как шар, плоды с отчетливыми полосами. Цветет с июля по сентябрь. Выращивают корневую, листовую и черешковую разновидность сельдерея.

Сельдерей — холодостойкая и влаголюбивая культура. Хорошо растет на богатых гумусом, нейтральных и слабокислых почвах. Листовую и черешковую разновидности сельдерея выращивают прямым посевом в грунт. Первые 50 дней сельдерей растет очень медленно, поэтому требует тщательного ухода: рыхление, прополка, полив. Корнеплодную форму из-за длительного вегетационного периода вырвщивают через рассаду. Корневой сельдерей более требователен к плодородию и влажности почвы. Необходимо внесение с осени высоких доз органических удобрений. Корнеплоды убирают с конца сентября до конца октября и хранят во влажном песке при низкой температуре. Их можно использовать для выгонки зелени зимой. Листья, черешки и корнеплоды используются в пищу. Сельдерей можно выращивать и в квартире на подоконнике, причем круглый год.

Аджна

Аджна расположена на вершин сушумны — не уровне между бровями. Два лепестка чакры представляют собой слияние иды и пингалы — солнечного и лунного каналов, и снятие всех противоположностей в сознании. Йог, который концентрируется на этой чакре, уничтожает карму всех прошлых жизней и становится «освобожденным при жизни». Он обретает все сверхъестественные силы, позволяющие ему выходить за пределы обусловленного человеческого существования, а также всеведение. Раскрытие Аджны, которую часто называют «третьим глазом», требует умения жить чистым видением, для которого не требуются ни тело, ни чувства. Вот почему прозрение в суть вещей никогда не окрашено личным любопытством. Эта чакра глубокого синего цвета (индиго), и ее затрагивают тонкие сущности таких растений, как *базилик, девясил, скутеллария (шлемник), сандал.*

Девясил

«Девясил освещает и дает радость, противостоит яду, облегчает больную грудь…» Самое известное растение этого рода — *девясил высокий* встречается в лиственных и светлых сосновых лесах, на лугах, луговых и степных склонах, по берегам рек в Европе, на Кавказе и в Сибири. Именно его в основном используют в качестве лекарственного растения. Это многолетнее растение до 160 см высотой с мощным корневищем, листья продолговатые, до 25 см длиной. Соцветия-корзинки ярко-желтые 4-5 см в диаметре. Цветет в июле-августе 30-35 дней.

Девясил высокий нередко выращивают как садовое растение, ценят за крупные размеры и массу зелени. Другие виды девясила, родом из горных мест, используют для строительства альпинариев (каменистых садов с водоемами). К их числу относятся гималайские виды: девясил корнеголовый — один из наиболее оригинальных девясилов, и девясил Роила. Все девясилы предпочитают солнечные места, нетребовательны к почве, отличаются высокой засухоустойчивостью и зимостойкостью. Растения хорошо размножаются семенами и делением корневищ.

Лекарственным сырьем девясила служат корни и корневища, заготавливаемые осенью (после отмирания надземной части) или ранней весной (до отрастания). Выкопанные корни очищают от земли, обмывают водой и разрезают на продольные куски. В течение 2–3 дней сырье подвяливают на открытом воздухе, после чего сушат в теплых, хорошо проветриваемых помещениях или в сушилках при температуре не выше 40°C. Запах у высушенных корней девясила сильный, ароматный, вкус горьковато-пряный. Хранят их в ящиках, выложенных внутри бумагой.

Сахасрара

Сахасрара — это место обитания Шивы над макушкой головы, с которым соединяется Шакти, или энергия кундалини, поднявшаяся из глубин канды в основании позвоночника. Раскрытие чакры вызывает непередаваемое блаженство, сверхсознательное состояние, когда даже высшее знание беспредельного бытия становится излишним Название чакры указывает на то, что она имеет тысячу лепестков, т.е. объединяет тысячу тонких каналов, расходящихся за пределы тела. Пребывание в полном сосредоточении на данной чакре означает единение с бесконечным и вечным чистым сознанием. В нем исчезают отдельные сущности, подобно украшениям в расплавленном золоте. Чакру видят либо фиолетовой, либо белой, но подразумевается цвет «сияния» как такового. На восприятие Сахасрары настраивают такие травы, как *аир, валериана, мускатный орех, готу кола (брахми, щитолистник азиатский).*

Мускат

Мускатный орех и мускатный цвет — два вида классической пряности, получаемые от одного дерева, мускатника душистого. Родина мускатника — Молуккские острова, однако он встречается во всех тропических областях как в дикорастущем состоянии, так и в культуре, поскольку другие страны стремились выращивать у себя это ценное дерево. В настоящее время главными поставщиками пряности являются Индонезия, Шри-Ланка и Индия. *Мускатный орех* известен нам в виде готовой приправы. Но мы расскажем про его «источник», учитывая тот факт, что многие пряности (ваниль, гвоздичное дерево, черный перец и другие) начали свое победное шествие по тропическим странам через европейские оранжереи, т.е. успели побывать «комнатными растениями». И, возможно, этот статус к ним еще вернется.

Мускатник душистый — вечнозеленое тропическое дерево (10-20 м) пирамидальной формы с густой кроной и с кожистыми продолговато-эллиптическими очередными листьями. Дерево начинает плодоносить на шестом-восьмом году жизни. Цветет круглый год, три раза в год собирают урожай плодов. Цветки, напоминающие цветки ландыша, до 6 см в длину, собраны в небольшие пазуш ные соцветия, бледно-желтые, с приятным запахом. Плод мясистый, оранжево-желтый, напоминает абрикос, созревая, он раскрывается. Семя (мускатный орех) находится в оболочке, или присеменнике (мускатный цвет). Мускатный цвет и мускатный орех, пройдя непростую обработку, становятся пряностью. Весь процесс производства пряности длится до четырех месяцев.

Согласно аюрведе, мускатный орех (*джатипхала*) хорошо согревает тело, увеличивает *питту*. Эта пряность укрепляет нервную систему, улучшает мозговое кровоснабжение, хорошо влияет на память. Также мускат благотворно действует на сердечно-сосудистую систему, входит в состав иммуноукрепляющих сборов. В малых дозах он является хорошим успокоительным, расслабляя и вызывая сон. В бо́льших дозах мускат обладает стимулирующим и тонизирующим действием. Но для любых целей его употребляют в небольших количествах, передозировка опасна даже в виде приправы.

Длительное сосредоточение

Рассматривая *чакры*, мы обращали внимание на объекты сосредоточения, а теперь следует разобраться с самим процессом. С древности в йоге выделяется восемь степеней сосредоточения, или *самадхи*, начиная с сосредоточения на каком-то объекте (вроде чакры) и кончая «безобъектным» сосредоточением. Если ваш уровень в медитации достаточно высок, едва ли вас заинтересует применение на этом этапе такого «объекта», как травы. Если же вы делаете первые попытки, то, разумеется, растения окажут вам «объективную» помощь. Кроме того, способность к длительному сосредоточению нужна в большинстве дел мирских, поэтому она вам не помешает и без йоги. В качестве начального упражнения обычно рекомендуют *тратаку* — сосредоточение взгляда и сознания на пламени свечи, поставленной на уровне глаз на расстоянии полуметра. Мы уже упоминали это упражнение, ибо оно относится также к простейшим *крийям* — очистительным процедурам, и служит для очищения глаз.

Вы неизбежно столкнетесь с необходимостью разобраться в восьми ступенях самадхи, если вы пожелаете развивать способность к сосредоточению и далее. Однако имеет смысл прислушаться к мнению такого современного авторитета в йоге, как прославленный Кришнамачарья, учитель Айенгара и Паттабхи Джойса. Понимая хатха-йогу как духовную практику, Кришнамачарья все же считал, что медитация представляет собой характерное состояние разума, который имеет ограниченную природу. Разум в принципе не способен схватывать сущее за пределами формы, поэтому объект сосредоточения непременно должен иметь определенные качества. Обычное человеческое существо нуждается для концентрации разума в определенных формах и визуализациях, а любая так называемая «безобъектная» медитация есть не более чем продукт воображения.

Прекрасное символическое сравнение йоги с ростом «дерева» приводит Айенгар, где самадхи (сосредоточение) естественным образом «созревает», если вы следуете этому пути. Корнем дерева является *яма*, которая заключается в принципах ненасилия, правдивости, не присвоения чужого, целомудрия и нестяжательства. Затем идет ствол *ниямы*: чистота, удовлетворенность, устремленность, изучение текстов и преданность Господу. От ствола дерева отходят ветви — *асаны*, приводящие функции тела в гармонию. Листья соответствуют *пранаяме*, которая связывает макрокосм с микрокосмом. Кора — это *пратьяхара*, или движение чувств внутрь, от поверхности кожи к внутренней сути. Сок дерева, который переносит энергию во внутреннем путешествии, есть *дхарана* — концентрация. *Дхьяна*, медитация — это цветок дерева йоги. Наконец, когда цветок превращается в плод, наступает *самадхи*.

Посредством непрестанной практики и отрешенности вы можете достичь четыре типа «объектного» *самадхи*, или степеней сосредоточения, которые сопровождаются анализом, синтезом, блаженством и самостью. При этом первые два типа — анализ и синтез — подразделяются на производимые с различением на субъект и объект сосредоточения и без такого различения, хотя само разделение все же присутствует. В итоге мы получаем шесть разновидностей *самадхи* «с семенем», из которого вы легко можете вернуться в обычное состояние сознания и продолжить заниматься текущими делами. Изменения в вашей личности, производимые «объектным» самадхи не настолько необратимы, чтобы имело смысл опасаться за дальнейшую судьбу. Однако существуют седьмое состояние — «безобъектное» *самадхи* и восьмое — *самадхи* «без семени», которое также называется «облако добродетели». Как говорится, «оттуда не возвращаются», точнее, могли бы, но не имеют ни малейшего желания…

Вернемся к самому началу, где способность к сосредоточению сама по себе подобна цели развития растения, и, выращивая травы, вы можете многому у них научиться. Растения для усиления сознания и разума повышают интеллектуальные способности, поставляя телу тонизирующие вещества и «строительный материал» для нервных тканей и мозга. Таким образом, они оказывают тонизирующее воздействие и на все остальные ткани тела, повышают количество *сомы* (жизненной силы) в нервной системе, помогая достигать высокого сосредоточения сознания, внутренней удовлетворенности и радости. Кроме того, они помогают превозмогать боль. Для усиления воздействия их обычно принимают смешанными с теплым молоком, сахаром, свежим медом, топленым маслом и другими питательными продуктами.

К таким травам относятся *шанха пушпи, брахми (готу кола), ашвагандха, харитаки, шатавари, бала, капикаччу, арджуна, семена лотоса.* В лотосе были обнаружены самые различные биологически активные вещества, но в основном лотос употребляют в качестве тонизирующего общеукрепляющего средства. В качестве тонизирующих и омолаживающих средств используется несколько представителей семейства мальвовых: алтей, бала, махабала, атибала, хлопчатник. Все эти растения обладают сходными свойствами, поэтому мы расскажем об алтее. Капикаччу, или мукуна жгучая, на протяжении многих веков использовалось аюрведическими целителями для лечения нервных заболеваний, она улучшает мозговое кровоснабжение и является тоником для нервной системы.

Лотос

Современная область распространения лотоса орехоносного чрезвычайно обширна. Он растет в Австралии, в Индии, Китае и Японии, и даже за пределами субтропиков — по берегам Каспийского моря и на российском Дальнем Востоке. Лотос с древних времен выращивается в культуре, поэтому не всегда можно сказать, где он встречается в диком состоянии, а где натурализовался. Лотос повсеместно используют в питании и как ценнейшее лекарственное растение.

Лотос — многолетнее водное растение. Его стебли, превратившиеся в мощное толстое корневище, погружены в подводный грунт. Одни листья подводные, чешуевидные, другие — надводные, плавающие или высоко поднятые над водой. Листья покрыты восковым налетом и не смачиваются водой. Цветки крупные, до 30 см в диаметре, с многочисленными розовыми или белыми лепестками, множеством ярко-желтых тычинок и выпуклым цветоложем в центре, обладают несильным, но приятным ароматом. Цветет лотос всего три дня.

Лотос можно выращивать в теплых помещениях, в больших аквариумах или комнатных бассейнах — в горшках, которые размещают на дне «водоема». Для лотоса готовят грунт, состоящий из ила и песка с добавлением небольшого количества глины и гравия. Оптимальный уровень воды в водоеме составляет 20-40 см. Вода должна быть мягкой и, конечно, чистой, поэтому периодически заменяют две трети воды. Лотосу нужно много света; очень важно хорошее солнечное освещение. Часто необходима и дополнительная искусственная подсветка, в период короткого дня она вообще обязательна.

Размножают лотос семенами и делением корневищ, лучшее время для этого — март-апрель. Твердую оболочку семечка-орешка надо механически повредить, обычно ее надпиливают напильником. Затем семена кладут в банку с теплой водой и ставят на солнечное место. Через несколько дней появляются маленькие листочки, а через три недели и тоненькие корешки. Молодые растения высаживают в горшки, которые ставят в емкость с водой, листья должны плавать на поверхности. По мере роста их пересаживают в горшки большего объема.

Капикаччу

Капикаччу (мукуна жгучая, стизолобиум жгучий) — растение из семейства бобовых. Оно растет и культивируется в тропиках обоих полушарий. Это привлекательное вьющееся растение 3-18 м в длину, с тройчато-сложными листьями и необычными фиолетовыми цветами. Его цветы, а впоследствии плоды, свисают в длинных гроздьях. Бобы опушены оранжево-коричневыми раздражающими волосками, легкие, хрупкие, изогнутые, с 4-6 коричневыми почковидными семенами. Капикаччу называют «зудящие бархатные бобы», и это название передает ощущение от контакта с волосками опушения.

Семена мукуны, как и многих редких тропических растений, можно найти в продаже, и любители пробуют ее выращивать как комнатное растение, а также в открытом грунте и на балконе. Мукуна — многолетнее растение, но его можно культивировать как однолетник. В принципе бархатные бобы выращивают, как фасоль. Но не всегда они могут успешно расти и плодоносить у нас, поскольку их рост и развитие связаны с коротким днем, а в условиях долгого светового дня их вегетация значительно затягивается. Кроме того, поскольку мукуна родом из тропиков, это нежное растение, чувствительное к понижениям температуры. В условиях холодного лета растения могут поражаться различными болезнями и гибнуть. В комнатной культуре требуется светлое местоположение и досветка в зимний период.

Прорастание семян медленное и нерегулярное по одним отзывам, дружное — по другим. Вероятно, это зависит от качества семян. Температура прорастания 18-24°C, продолжительность прорастания — 21–90 дней. Семена получены с растений, выращенных в субтропиках, поэтому им нужно создать соответствующие условия. Рекомендуется поступать следующим образом. Не сейте все семена сразу, оставьте часть на следующий год. Возможно, в первый год собственных семян вы не получите, но сможете полюбоваться прекрасным цветением. На второй год учтите неудачи первого года и постарайтесь получить свои семена. Посев собственными семенами приведет к акклиматизации растений.

Алтей

Алтей лекарственный (просвирник) — одно из древнейших лекарственных растений, в Индии его применяли начиная с IX в до н. э. В диком виде он встречается почти по всей Европе, предпочитая обеспеченные влагой места. Алтей очень похож на привычные в палисадниках мальвы с простыми цветами. Это травянистый многолетник высотой 60-150 см, с коротким толстым корневищем и ветвистыми корнями, с мягким опушением на стебле и листьях, с цветами белыми или розоватыми, шелковистыми, в диаметре до 5 см. Цветки собраны в пазухах верхних и средних листьев и на верхушке стебля. Плод — плоская, дисковидная семянка, распадающаяся на отдельные плодики. Цветет алтей с начала июля до середины сентября, плодоносит с июля.

Алтей довольно просто выращивать. Он предпочитает участки с глубоко обработанной, плодородной почвой при умеренном увлажнении. Семена высевают на глубину 2–3 см, ширина междурядий 40–50 см. Для увеличения всхожести семян следует замочить их в теплой воде в течение суток, затем просушить. При загущенных всходах посев прореживают, оставляя на один метр грядки 10-15 растений. Уход обычный, осенью надземную часть надо срезать и прикрыть растение на зиму листвой или лапником. В качестве лекарственного сырья используют корни, реже листья и цветки.

Корни заготавливают осенью после отмирания надземных частей или рано весной до начала отрастания от двухлетних растений и старше. Их выкапывают, обрезают лишнее, оставляя мягкую, мясистую часть главного корня и крупные боковые ветви. Корни отмывают от земли холодной водой, слегка подвяливают на открытом воздухе, затем нарезают на кусочки и немедленно сушат под навесом. Хранят сырье в сухих местах. Уборку травы проводят на втором году жизни алтея, собирают траву в течение месяца от начала цветения. Ее срезают на высоте 20-30 см, подвяливают, а затем сушат под навесом, разложив слоем не более 50 см толщиной. Срок хранения сырья алтея 3 года.

Ашвагандха

Ашвагандха на санскрите означает «сила коня». Она доступна в виде препаратов, которые повышают сопротивляемость инфекциям и улучшают пищеварение. Это тонизирующее, адаптогенное и антистрессовое средство, устраняет хроническую усталость, предотвращает преждевременное наступление климакса. Самое главное ее достоинство — в успокаивающем и одновременно тонизирующем воздействии на нервную систему. Ашвагандха восстанавливает основную энергию нервной системы, и эффект от ее приема сохраняется длительное время.

Распространение осознания

Казалось бы, мы сознательно стремились добиться длительного сосредоточения, а теперь намерены отказаться от всех своих достижений и предаться рассеянию… Нет ли здесь и впрямь непримиримого противоречия? В действительности речь идет вообще об одном и том же процессе, а вовсе не противоположных направлениях в развитии и даже не о последовательных этапах. Однако все это становится понятным, только когда мы добираемся в своей практике до предельных состояний, описание которых в литературе всегда грешит подобными нелепостями. На самом деле все просто: мы привыкли работать с мышлением, которое последовательно, а здесь мы задействуем сознание, которое обладает «объемом».

Сосредоточение сознания предполагает схватывать одновременно все большее пространство, содержание которого доступно осознанию равномерно. Ничто не привлекает внимание в большей или меньшей мере, не требует смещать центр концентрации с одного объекта на другой. В сознании присутствует некий монолит насквозь проницаемой субстанции, хотя она вовсе не является однородной. Чем лучше сосредоточение, тем вместительнее сознание, тем более значительную часть мироздания оно способно вместить. В конце концов, способность к ясному видению всех вещей в их истине достигает такой силы, что вся Вселенная озаряется блистательным светом, выхватывая из тьмы невежества все, что доселе было скрыто.

Такое состояние называют также переживанием сат-чит-ананды, где бытие, сознание и блаженство всеобъемлющи, и их тождество неопровержимо, ибо обладает силой очевидности. Таким образом, предельное сосредоточение не следует понимать как состояние замкнутости или устремленности в каком-то направлении. Так выглядит только ограниченное сосредоточение, но именно в силу его незавершенности. Самадхи — это полное блаженство, которое однако не следует путать с мирским счастьем, страдающим все той же ограниченностью и конечностью. В самадхи все бытие в его тотальности введено в сферу сознания, поэтому блаженство от его присутствия безусловно и бесконечно. Весь мир оказывается полностью «внутри» того, кто еще недавно считался неким человеком, пробирающимся по его закоулкам.

Здесь мы не приводим никаких практических рекомендаций, ибо, как говорят мастера йоги, просветление «случается». Практика технична, и промежуточные результаты осознания и преобразования постепенно накапливаются, но дело не в их количестве. В «Йога-сутрах» есть одна загадочная фраза после перечисления различных методов, как достичь самадхи: «...или по любви к Ишваре». Это не бог в западном смысле, а некто вроде избранного, или желанного божества. Речь идет о добровольном слиянии с субъектом, который изначально сотворил Вселенную в своем осознании. При совпадении с таким существом, а любовь и означает единство, содержание его сознания становится явным. Теперь человек принимает как свое «я» именно это всеединство, что и называют также самореализацией.

Отдельные проблески подобного восприятия, как известно, случаются при слиянии с природой или переживании музыки и т.п. Для расширения сознания, позволяющего в пределе включить в сферу личного восприятия всю Вселенную, благоприятны растения, стимулирующие органы чувств и улучшающие восприятие. Эти растения раскрывают каналы, улучшают мозговое кровообращение, выводят из головы шлаки. Они повышают восприятие, способность к различению и проницательность, раскрывают внутреннее видение и облегчают пребывание в созерцательном состоянии. По воздействию они сходны с растениями, способствующими движению *праны*, однако добавляют к нему качество осознания.

К таким травам относятся *аир, тулси (базилик), пиппали, мирика (ягоды «лаврового» дерева), эфедра (ма хуанг), шалфей, девясил*. Среди них можно выращивать почти все травы, а получить в домашних условиях не удастся лишь мирику и эфедру. Так, аир представляет собой стимулирующее средство для сознания и чувств, он обостряет проницательность, и в аюрведе его применяют для очистки тонких каналов. Как и тулси (базилик священный), базилик душистый благотворно сказывается на очищении сознания и тканей мозга. Для усиления воздействия их принимают с теплой водой и засахарившимся медом, который обладает сушащим действием.

Аир

Аир болотный, или ирный корень (известный также как касатик сладкий) растет по берегам рек, озер и прудов, в старицах и на дне лощин. Вырастает до метра с четвертью, мечевидные листья, собранные пучками, крепятся к ветвистому корневищу. Цветки его невзрачные, собраны в буровато-зеленоватый початок, при основании соцветие обернуто кроющим листом — крылом. Аир в нашей стране цветет редко, а плодов и вовсе не завязывает, поэтому распространяется исключительно вегетативно, с помощью корней. Зато на своей исконной родине, в Индии, завязывает в початках сочные красные ягоды.

Аир требует открытых, солнечных мест. Наиболее подходящим будет самый влажный участок в саду, с богатой гумусом, нетяжелой илистой почвой. Аир очень хорош для оформления берегов водоема. Он отрастает в конце весны, поэтому его высаживают среди рано цветущих растений — позже аир скроет эти потерявшие декоративность кустики. Перед посадкой аира из почвы тщательно выбирают сорняки, поскольку извлечь их из-под разросшихся корневищ аира будет очень трудно. Пересаживать аир можно осенью или весной. Размножают его делением корневища на части длиной 10–15 см с одной-двумя почками.

Заготавливают аир в конце лета и осенью. Выкопанные корневища очищают от остатков листьев и стеблей, моют в холодной воде, а затем режут на куски. Поначалу сырые корни подвяливают в тени, после чего с них снимают ножом кору и продолжают сушку, раскладывая куски тонким слоем. Правильно высушенные корневища должны не гнуться, а с хрустом ломаться. Хранят сырье в сухом месте — в бумажных пакетах или стеклянных банках.

Пиппали

Пиппали (перец длинный) — классическая пряность, родом из Индии. Имеет другие названия: долгий перец, колосковый перец, пипул, кавика. Именно перец длинный узнали европейцы в первую очередь: он был завезен арабами сначала к персам, затем попал к римлянам. Ныне длинный перец разводят и употребляют главным образом в Индии, на Востоке, на островах Океании. У нас встречается в качестве комнатного растения, зачастую под ошибочным названием перец черный.

Перец длинный — лиана, которая с хорошей опорой может достичь высоты 1,5 м и более. Листья 6-9 см длиной с несколько вздутой поверхностью пластинки листа между жилками, на довольно длинных черешках. Это один из перцев, гроздь которых редуцирована в колосок. Соцветие имеет некоторое сходство с сережками (как у орешника или ивы). У соплодия необычный вид, ибо плоды срослись вокруг оси в довольно твердую сережку длиной до 5 см. Перцы очень декоративны, их применяют для вертикального озеленения, а перец длинный — также как ампельное и почвопокровное.

Выращивают пиппали так же, как перец черный. Как пряность используют не семена, а саму ось соцветия, на которой держатся неразвившиеся бутончики. Для получения пряности колоски сушат над слабым огнем, после чего они приобретают серо-коричневый цвет, сильный аромат и вкус, более жгучий, чем у черного перца. В молотом виде длинный перец используется подобно черному, но в меньших дозах. Перец длинный является общеукрепляющим и тонизирующим средством, укрепляет иммунную систему.

Тулси

Род *Базилик* насчитывает до 150 видов, распространенных в тропических и субтропических странах. Базилик священный (тулси, или туласи) — кустарник, возделываемый в Индии как культурное растение. У нас больше известен базилик душистый, тоже происходящий из Индии и Шри-Ланки. *Базилик душистый* — это однолетнее травянистое растение высотой 40–60 см, сильно ветвистое. Цветки белые или розовые, реже фиолетовые, расположены по три в пазухах верхушечных листьев, так что концы веточек с листьями и цветками кажутся продолговатыми кистями.

Поскольку это пряное растение — выходец с юга, на участке ему надо отводить солнечное безветренное место. Если базилик посадить в тени, он зачахнет и утратит запах. Почвы предпочитает легкие, питательные, умеренно увлажненные.

Разводить базилик лучше всего рассадой, высаживая по два куста в посадочную яму. Будучи однолетником, базилик за сезон успевает вырасти и дать семена, которые пригодятся вам на следующий год.

Срезают побеги в начале цветения, когда они особенно душисты. К тому же ранняя срезка позволит снять несколько «урожаев» душистой зелени с одних и тех же кустов. Срезают растения по линии облиствления и сушат в тени. Чтобы запах не выдыхался, сушеный базилик хранят в закупоренных коробках. При хранении без доступа воздуха и влаги листья сохраняют цвет и аромат до нового урожая. Можно продлить срок использования растения. Для этого в августе куст выкапывают с комом земли и высаживают в горшки, которые ставят на подоконник. Листочки отрастают в течение зимы.

Заключение.
Сома и «соматика»

Созерцание множества вещей одного свойства позволяет усмотреть их сущность, а для стихии трав в качестве таковой древние индийские мудрецы выделяли *сому*. Это не какое-то зелье, а персонифицированный сок растений, обладающий живительной силой. Конечно, для его материализации при исполнении ритуалов всегда готовили напиток, рецепты которого ищут до сих пор. Но гораздо важнее был смысл пития: символизм приема напитка бессмертия делал человека равным богу. Интересно, что тот же корень сохраняется в слове «соматический», т.е. телесный, воплощенный на физическом плане. Наше тело живет по законам природы, о чем мы, прибывая в недрах цивилизации, склонны забывать. Во времена создания йоги мудрецы жили в глухих джунглях, чтобы очистить тело и ум от суеты дел людских. Однако тот же эффект может дать и выращивание растений в собственном доме.

Энергетика растительных средств сильно искажается при техническом сборе и коммерческом использовании. Вернейшая гарантия чистоты достигается, если вырастить зелень, необходимую для йогического применения, самостоятельно. Вы можете также подобрать «аптечку» йога, куда войдут многие из приведенных здесь трав. Отдельные свойства растений остались без внимания при описании, ибо мы предлагали применять их для конкретных целей. Но те же самые травы вы можете использовать и с другими целями, если поближе познакомитесь с их свойствами. В частности, избавиться от «синдрома кундалини» после неумеренной медитации (резкого подъема энергии к голове при опустошении нижних чакр) помогут «заземляющие» травы, привлекающие сознание к Муладхаре, например, шатавари.

Растения воздействуют на человека не только химически и энергетически, но и духовно, в виде вполне устойчивых традиционных культурных форм. Йога – часть индийской традиции, поэтому имеет смысл создать вокруг себя настоящий индийский колорит. Для сосредоточения, очищения и медитации вы можете удаляться в собственные домашние джунгли, и тогда эффект этих действий возрастет многократно. Как создать подобные «джунгли», описано в нашей книге о выращивании индийских растений «Васту — индийский фэн-шуй. Гирлянды мифоцветов». Там же изложено, как привнести в квартиру великолепие бесподобных цветущих южноиндийских садов и возвести на даче вместо обычной альпийской горки Гималаи в миниатюре.

Индийские овощные и плодовые растения, чайные кусты и кофейные деревья имеет смысл выращивать не только для создания колорита, но и для питания. Такая актуальная тема, как йогическая диета, в данной книге осталась совершенно незатронутой. Речь идет не просто о вегетарианском питании, а о вполне определенных правилах подбора растений в пищу при выполнении той или иной части практики. Почти все травы, которые мы описывали, принимаются внутрь либо в виде чая, либо в качестве приправ, либо как овощи и зелень для салатов. Здесь мы рекомендуем обратиться к книгам Свами Шивананды, который всегда касался вопросов питания, и доступным ныне периодическим источникам по йоге.

Послесловие.
Йога и Веда

Подлинная йога означает единение, и длительное сосредоточение на мыслях человека приводит к появлению самого мыслителя в сфере доступной для восприятия реальности. Работая над данной книгой, мы опирались на труды Дэвида Фроули – специалиста по аюрведе, а после завершения рукописи мне довелось встретиться с автором в Индии. Насыщенная программа его лекционного турне не позволяла ему задерживаться в Ришикеше, где я в те годы пребывала подолгу. Лекция «Йога и Веда» происходила в Свами Рама Садхака Граме - небольшом поселении подвижников, напоминающем духовный оазис на окраине городка в предгорьях Гималаев. Завязавшийся контакт привел к длительной работе над переводами трудов Дэвида Фроули на русский язык в рамках программы Ведического центра Рюген (Германия). Полученные в этом процессе новые познания обещают появление нашей следующей книги «Травы для аюрведы», а пока хотелось бы развить мысли Дэвида Фроули о соотношение йоги (практики) и веды (теории) в применении трав.

Существует только два главных аспекта реальности – йога и веда, или «делание» и «ведение». Аюрведа, как «наука о жизни», оказывается связующим звеном между ними, или пониманием в действии. Аюрведа – не просто медицина, а исцеление сознания, причем «нормального» сознания, не говоря уже о сознании, пребывающем в больном теле. Использование трав в аюрведе, как мы отмечали, опирается на представление о *соме* - соке растений, обладающем живительной силой. Если мы обратимся к ритуальным основам целительства, то обнаружим, что Сома – одновременно средство повысить восприимчивость и Бог-посредник. Иными словами, Сома представляет собой точное воплощение принципа аюрведы: вызывая нужные процессы в теле, он доставляет правильное понимание «свыше», которое, в свою очередь, приводит тело в соответствие с исправленным сознанием. Настоящая одержимость способностью к пониманию и претворению его в жизнь – таково следствие приема живительного снадобья.

Именно ведическая ритуальная практика постепенно превратилась в техники йоги путем так называемой «интериоризации» ритуала, то есть его «овнутрения». Если ранее подвижничество означало суровую аскезу, а жертвование было материальным, то со времен *упанишад* первое превратилось в асаны, а второе – в пранаяму. Подобно тому как подвижничество и жертвование – лишь подготовка к контакту с богом, точно так же асаны и пранаямы – подготовка к медитации. Что же произошло с Сомой? Он по-прежнему налаживает связь внутреннего и внешнего миров, независимо от движения «наружу» или «вовнутрь», ведь направления весьма условны. Принимая нужные травы, мы по-прежнему готовим себя к встрече с божественной реальностью, повышая восприимчивость тела, что выражается не в экстатическом восхищении Богом, а в углубленном созерцании Самости. Травы для йоги остаются верным средством наладить переправу от частного к всеобщему, расширяя собственную личность, пока она не вместит всю вселенную.

Я пользуюсь случаем выразить благодарность д-ру Дэвиду Фроули за внимательный просмотр моей книги «Практика хатха-йоги Ученик перед стеной» при подготовке американского издания на английском языке и данный положительный отзыв о содержании и насущности моего труда, а также выраженный им интерес к сведениям о развитии йоги в России, которую он намеревается посещать с лекциями.

Мария Николаева

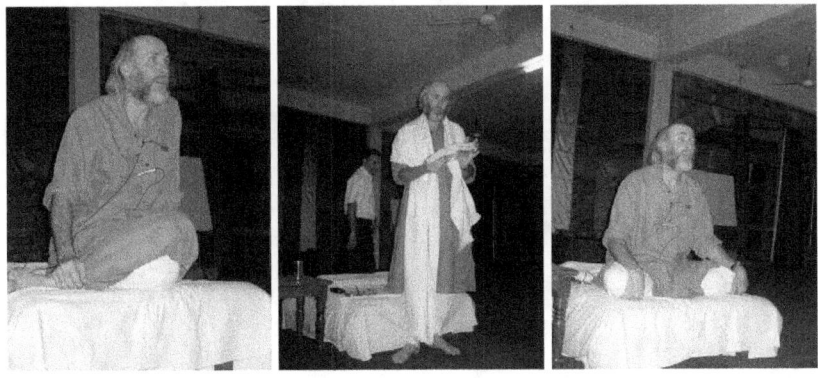

На авторских фотографиях: д-р Дэвид Фроули
(Ришикеш, 30 сентября 2005)

Аюрведическая духовная практика

Большинство людей склонно болеть, только они делают это не совсем правильно. В индийской философии болезнь издревле понималась как форма тапаса – аскетизма, или подвижничества. Соответственно, аюрведа как система целительства развивалась во многом в связи с духовной практикой, используя сходную терминологию и методики. Тем самым она позволяет предельно приблизить процесс выздоровления к усилиям по самосовершенствованию.

Пациент, доверившийся врачу, теряет много больше, чем деньги. Болезнь является результатом его действий или кармы, она же дает ему шанс найти способ изменить свой образ жизни. Если врач помогает ему вернуться к прежней жизни, то болезнь оказалась напрасной. Он теряет редкий шанс понять самого себя. Если же он находит в себе силы принять вызов болезни, он совершает серьезный прогресс. Аюрведа дает большой спектр таких возможностей.

Авторская концепция составляет форму данной книги, а по содержанию она наполнена рекомендациями известного специалиста по аюрведе д-ра Дэвида Фроули, и в данном отношении является конспектом лекций.

Введение.
Аюрведа как духовная практика

Аюрведа настолько широко известна в наше время, что излишне повторять ее определение и доказывать ее достоинства. Данная книга изначально «вписана» в контекст преподавания аюрведы на курсах доктора Дэвида Фроули (пандита Вамадевы Шастри), который прекрасно известен в России по книгам и посещал страну с семинарами. Менее известны много лет действующие заочные русскоязычные курсы по йоге, аюрведе и ведической астрологии по системе доктора Фроули, благодаря стараниям Сергея и Максима Кушпелей – создателей Ведического центра на острове Рюген и филиала в Берлине (Германия). Автор этой книги участвовал в переводах курсов Фроули на русский язык, и она изначально была задумана как учебное пособие для студентов.

Хотя наибольшую популярность аюрведа получила скорее как система традиционной медицины, обещающая нам природное исцеление от всяческих хворей и немощей, она исходно является *ведой* – священным знанием, полученным древними индийцами как богооткровение. Будучи признанным пандитом в самой Индии, Фроули придерживается исконного смысла аюрведы, используя «биодуховный» метод, а далее выделяя «биоэнергетическую» и «биохимическую» составляющие. Даже заболевание и лечение возводятся в *тапас* – форму духовного подвига. При подобном подходе аюрведа оказывается очень тесно связана с йогой – тоже в смысле духовной практики, а не просто фитнеса. Данному подходу мы с моим соавтором следовали в книге «Травы для йоги».

Я буду обозначать границу между сферами применения аюрведы как духовной практики и терапии, хотя она будет неизбежно оставаться зыбкой в каждом индивидуальном случае. Я сама, как многие йоги, с легкостью провожу водные процедуры, вроде *шанкпракшаланы* (сквозного промывания пищеварительного тракта) самостоятельно, что опасно для людей

115

не практикующих и и должно проходить под наблюдением аюрведического целителя. Отдельные процедуры, вроде *широдхары* (промывание Аджни длительным капанием масла из подвешенного над головой сосуда), требуют клинических условий в силу нужного «оборудования». Однако «красной нитью» в книге будет проходить мысль о том, что «освобождение предопределяет омоложение». Иными словами, я пойду «сверху вниз» — от наиболее важных духовных аспектов к второстепенным физическим.

Глава 1.
Взращивание духа –
биодуховный подход

«Наука жизни» состоит не в хроническом лечении болезней, а во взращивании духа. Биодуховный подход к применению трав для самореализации опирается на духовный идеал жизни. Аюрведа как духовная практика обращена прежде всего к здоровым людям, устремленным к развитию, хотя и позволяет им корректировать любые нарушения. Такой подход в естественном целительстве подтверждается воздействием трав на ускорение или сдерживание духовного развития. Он апробирован тысячелетиями применения трав на высших уровнях йоги и аюрведы ведическими мудрецами, для которых Сома (персонификация «сока») служил посредником для приближения к Богам. Подобные эффекты просто невозможно свести к простым физическим реакциям на прием трав или даже к их целительному воздействию. Однако духовная сила трав все же оказывается преобладающей над их энергетическим и химическим воздействием, предопределяя оба последних подхода. Вот почему мы начинаем с биодуховной модели, хотя она наиболее сложна для понимания и, соответственно, применения на практике.

Вайю – Агни – Сома

Аюрведическая практика в своей ведической основе восходит к богам как всеобщим принципам, которые в процессе проявления вселенной переходят в более конкретные формы. И если сами боги неуязвимы в силу целостности, то их проявления подвержены тем большему рассогласованию, чем более частные аспекты они собой выражают. Следовательно, восстановление равновесия в системе всегда требует воссоздания ее целостности или возведения в божественность. Аюрведа в высшем статусе духовной практики состоит в богопочитании, которое, как и все ведические ритуалы, прошло процесс интериоризации (овнутрения) в сознании человека по мере развития веданты. Ранние внешние обряды богопочитания включали в себя цветочные подношения и возлияния, а внутреннее согласование божественных первоначал осуществимо посредством медитации, которой способствуют растительные благовония. Боги становятся сущностью *гун* и далее проявляются в *дошах*, а на пути духовного развития мы восстанавливаем их божественность. Вся практика аюрведы неявно сводится к общению с богами.

Вайю – персонификация бытия

В тройственности *сат-чит-ананды* (бытия-сознания-блаженства), присущей высшему Пуруше, бытийствование персонифицировано в боге Вайю. Как всеобщий принцип он тождественен *пране* и на глубинном уровне связан с *саттвой*. Но в процессе формирования он творит энергию проживания и становится основой *раджаса*. Далее он раздваивается в субъект-объектном отношении на *питту* через органы чувств и *капху* через органы действия. Все три *доши* суть три основные формы жизненной силы, которые воплощаются в первоэлементах. Таким образом, мы можем проследить процесс нисхождения Вайю по линии «*саттва – прана – вата*». Однако, как чистое бытие он вмещает в себя все проявления, иначе он не был бы богом. Все *гуны* и все *доши* подвластны Вайю, поэтому обряды его почитания составляют самую основу для арведической практики, хотя могут выполняться внешне или внутренне.

Агни – персонификация сознания

В тройственности *сат-чит-ананды* (бытия-сознания-блаженства), присущей высшему Пуруше, сознательность персонифицирована в боге Агни. Как всеобщий принцип он тождественен *теджасу* и на глубинном уровне тоже связан с *саттвой*, как и Вайю. Но в виде способности восприятия в воплощенной вселенной он становится *раджасом*. Далее можно проследить нисхождение Агни по линии «*раджас – теджас – питта*». Однако, как чистое сознание, он рефлектирует в себе все проявления, иначе он не был бы богом. Все *гуны* и все *доши* подвластны Агни, ибо все боги наделены сознанием, включая Вайю и Сому. А значит, обряды его почитания одинаково составляют основу для аюрведической практики, хотя точно так же могут выполняться внешне или внутренне. В качестве источника «духовного рвения или горения» Агни вдохновляет всех практикующих на пути развития и освобождения, и эта ипостась наиболее важна для продвижения к цели освобождения.

Сома – персонификация благодати

В тройственности *сат-чит-ананды* (бытия-сознания-блаженства), присущей высшему Пуруше, благодатность персонифицирована в боге Соме. Как всеобщий принцип он тождественен *оджасу* и на самом глубинном уровне тоже связан с *саттвой*, как Вайю с Агни. Но в виде способности к наслаждению, которая в воплощенной вселенной осуществляется через органы действия, он становится *тамасом* (точнее, тамасическим видоизменением *праны*). Таким образом, можно проследить нисхождение Сомы по линии «*тамас – оджас – капха*». Однако, как чистое блаженство он наслаждается всеми проявлениями, иначе он не был бы богом. Все *гуны* и все *доши* подвластны Соме, ибо все боги блаженны, включая Вайю и Агни. Вот почему обряды его почитания одинаково составляют основу для арведической практики, хотя они точно так же могут выполняться внешне и внутренне. В качестве непрекращающейся «божественной милости» Сома поддерживает всех практикующих на пути развития и освобождения, и эта ипостась сильно облегчает личные усилия при продвижении к цели освобождения.

Саттва – раджас – тамас

Саттвическое состояние – основа всякой духовной практики. Всем известны три *гуны*, но следует вспомнить также о *тригунатите* – это запредельное бескачественное состояние духа, для которого упрочение *саттвы* служит основой, а не последней целью. Однако биодуховный подход, используемый в аюрведе и йоге, состоит в классификации трав в соответствии с тремя главными качествами: *саттвой* (ясностью), *раджасом* (волнением) и *тамасом* (тьмой). По уверению великого немецкого философа, «в ясном свете столь же мало видно, сколь и в полной тьме». Так и *саттву* и *тамас* часто путают друг с другом по признаку внешнего спокойствия и невозмутимости. Биодуховный подход позволяет нам оценивать воздействие трав на разум и сознание, а также их способность повышать или же понижать бдительность. Саттвические вещества упрочивают восприимчивость и распознавание, раджасические – вызывают возбуждение и лихорадочные помыслы, а тамасические – отупляют ум и чувства. Здесь становится понятна относительная ценность раджасических трав для перевода *тамаса* в *саттву*.

Саттва – ясная проницательность

Саттва придает личному существования такое качество ясности, которое предопределяет незамутненное видение Реальности, а оно непосредственно предшествует слиянию с истинной Самостью в состоянии *тригунатита* – выходе за пределы всех трех *гун*. Но аюрведа, как наука, ограничивается технической стороной дела – подготовкой личности к самореализации путем установления последнего наиболее тонкого качественного состояния – *саттвы*. Поддержание саттвического состояния в раджасо-тамасичном социальном окружении, особенно практикующим йогу в западном «обществе торговцев», поначалу требует существенной поддержки при помощи самых разных средств. И одно из самых сильных – травы, наделенные саттвическим качеством, которое может быть усвоено духом практикующего при поглощении самой травы его телом, так что она продолжает «произрастать» внутри него. Стоит отметить, что древние греки понимали «растительную душу» как качество роста вообще, присущее также и человеческой душе.

Раджас – бурная турбулентность

Раджас выступает срединным состоянием в трех *гунах* и наиболее общечеловеческим качеством в целом, ибо все люди деятельны. Им отмечено как бесконечное вращение в колесе перевоплощений, так и бесконечное мельтешение *вритти* – завихрений сознания. С точки зрения биодуховного подхода, это состояние возмущения, которое необходимо снять для установления подлинной ясности и проницательности. Однако, как мы отметили, это прогрессивное состояние по отношению к тамасической инертности. Вот почему применение раджасических трав иногда оказывается уместным для восстановления *саттвы* в случае умопомрачения в тамасической среде. Тем более они необходимы в начале духовной практики для тех, кто решил прилагать усилия к просветлению, обнаружив себя поглощенным *тамасом*. Обычно таким людям рекомендуют пути йоги, связанные с внешней активностью, наподобие карма-йоги или бхакти-йоги, чему способствуют отдельные травы. Но всегда помните, что это лишь переходное состояние, этап на пути.

Тамас – косная застойность

Тамас – самое привычное, но весьма загадочное качество, которое практически синонимично телесной материальности как таковой. С точки зрения биодуховного подхода, все лекарства тамасичны, то есть обладают долговременным отупляющим воздействием в силу своей тяжести и неестественности. Травы тоже могут носить подобное качество. Их следует знать скорее для того, чтобы избегать их употребления. Но отметим положительную сторону *тамаса* как неподвижности, ибо в божественной вселенной нет ничего дурного. Все имеет скрытую цель. В стремлении разгадать загадку материи мы принимаем это «драгоценное рождение в человеческом теле» (по буддизму). Ничто духовное не считается вполне реализованным, пока оно не осуществлено «во плоти», приобретя качества устойчивости, надежности, заземления и укоренения, - одним словом, тамасичности (бездеятельности).

Прана – теджас – оджас

Аюрведа на духовном уровне составляет часть того внутреннего алхимического процесса, посредством которого йога развивает высшее сознание. Для того чтобы йогическая алхимия действовала правильно, необходимо выработать нужные энергии и смешать их в должной пропорции. Именно здесь вступает в силу аюрведа с ее глубинным пониманием тела и ума, позволяя перейти от обычного человеческого мышления к самореализации за пределами личных пространственно-временных ограничений. Сама аюрведа исходит в целительской практике из понимания соотношения трех *дош – ваты, питты* и *капхи* (биологических факторов воздуха, огня и воды), которые составляют основу различения типов конституции в зависимости от преобладания той или иной *доши*. Однако, на более глубинном уровне *доши* играют важную роль в йоге, образуя высший йогический аспект аюрведы как духовной практики. Три тонкие составляющие *дош* –

прана, теджас и *оджас* – будучи правильно направлены, раскрывают сверхъестественные силы в йогическом развитии. Секрет в том, что они должны развиваться непременно одновременно и соразмерно, причем даже внезапно, и в таком случае не возникает «перекосов», ибо они поддерживают друг друга вместо того, чтобы подавлять одна другую.

Прана – свободная подвижность

Прана прекрасно известна в значении энергии вообще, однако она редко описывается в соотношении с *теджасом* и *оджасом* как одна из трех необходимых составляющих процесса духовного возрастания. Более того, она почти никогда не понимается как тонкая исконная форма *ваты*, дисбаланс которой признается в аюрведе причиной всех болезней. Биодуховный подход исправляет оба названных недостатка, позволяя *пране* выступать в функции раскрытия всех высших состояний сознания. В чистом виде *прана* представляет собой подвижность и «самонастраивание» сознания, необходимые при любом методе медитации. В йоге ее развивают при помощи *пранаямы*, причем дыхание через правую ноздрю усиливает *теджас*, через левую – *оджас*, а переменное дыхание уравновешивает крайности и усиливает *прану*. Другой йогический путь развития *праны* – медитация на пространстве или пустоте. Она усиливается сочетанием практики джняна-йоги по утрам и бхакти-йоги по вечерам. Существуют также и насыщенные *праной* растения, которые оказывают поддержку этим процессам.

Теджас – сущностная лучистость

Теджас – это та тончайшая духовная форма огня, которую древние подвижники вырабатывали при помощи сурового *тапаса* (аскезы). *Прана* направляет раскрытие всех высших способностей осознания, а *теджас* – всех высших способностей восприятия. В своей более грубой форме как биологический фактор *питты*, он отвечает в теле за пищеварение, а с точки зрения биодуховного подхода – уже за усвоение как таковое. Кроме аскетических подвигов, наподобие обета молчания, предельному усилению *теджаса* способствуют мантра, концентрация, джняна-йога. В последней он выступает как внутренняя мощь прозрения, испепеляющее различение реального и нереального. *Мауна*

122

(молчание) предотвращает распыление силы и приводит к нагнетанию *теджаса*. Среди мантр рекомендуются концентрированные «семенные слоги» ОМ, ХУМ, ХРИМ, а также «Гаятри-мантра», обращенная к Солнцу Сознания. Все практики сосредоточения действуют подобно линзе, переводящей свечение в горение, очищая грубую *питту* до тончайшего *теджаса*. В своей наивысшей форме *вивека* (способность различения) практикуется в джняна-йоге в форме самовопрошания «Кто Я?».

Оджас – врожденная мощность

Оджас как тонкая сущность воды в наибольшей мере отвечает биодуховному подходу к применению трав в форме *сомы* (сока). Более того, в тантрической литературе образование *оджаса* всегда связано с сублимацией семенной жидкости посредством контроля над сексуальной энергией. Как известно, подобные процессы часто поддерживаются посредством приема различных тонизирующих напитков. Среди средств, содействующих усилению *оджаса*, в первую очередь называют правильное питание и тонизирующие травы. Соответственно, им должны сопутствовать сексуальное воздержание (*брахмачарья*), контроль над чувствами (*пратьяхара*) и бхакти-йога. *Оджас* есть основа преданности Богу и терпения на тернистом духовном пути, причем это не некая абстрактная идея, а вполне конкретная, хотя и тончайшая субстанция, придающая нам устойчивость и равновесие. Йога преданности наилучшим образом преображает чувственность в любовь, а энергию семени – в *оджас*. Ритуалы богопочитания неизменно включают в себя подношения фруктов, возлияния *«сомы»* и причащение «вином». Все изобилует растительными составляющими и символами.

Глава 2.
Взращивание силы –
биоэнергетический подход

Здесь мы вступаем на почву аюрведы по преимуществу в том виде, в каком она известна большинству, выискивающему у себя *вату*, *питту* и *капху*. Однако следует помнить, что биоэнергетический подход вторичен по отношению к биодуховному, и он вступает в силу тогда, когда не хватает силы или не удовлетворяет качество этой силы. Для того чтобы быть заинтересованным в этом подходе, человек вовсе не обязательно должен быть тяжело болен. Энергия как таковая занимает промежуточное положение между духом и телом, поэтому укрепление и налаживание энергетики само по себе оказывается необходимым как для воплощения духовных достижений в теле, так и для возведения жизненного опыта на уровень усвоения и рефлексии. Энергия преображается в дух, и та же самая энергия оживляет тело. Энергетическая матрица передает сознание в материю, доставляя содержание осознанию. Вот почему большинство духовных практик сосредоточены именно на этом уровне, ибо он технически обусловливает самореализацию. Более того, аюрведа требует приведения личной энергетической системы в гармонию с Природой в целом, что выступает подготовительным шагом на пути к обретению единства с Высшей Самостью, которая воплощена в Природе точно так же, как душа в теле.

Согласно биоэнергетическому подходу, травы невозможно описать на химическом уровне, хотя такие познания тоже полезны и применимы. Однако химический анализ не затрагивает вопрос соотношения жизненных сил растения и человеческого тела, тогда как травы представляют собой органические субстанции, которые вовсе не сводятся к своим материальным составляющим. Большей частью воздействие травы целостно само по себе в зависимости от ее общей энергетики и обусловлено динамичным взаимодействием с тем или иным человеческим телом, которое воспринимает ее тоже по-своему. Кроме того, травы часто выступают в функции катализаторов, запуская в теле человека процессы, которые вовсе не происходят в самих травах и не происходили бы в теле сами собой. И, наконец, аюрведическое траволечение составляет часть аюрведической практики в целом и применимо только в общей системе, а не отдельно. Здесь мы снова должны напомнить вам о преобладании биодуховного подхода в целеполагании.

Вата – Питта – Капха

Существуют разные представления относительно происхождения *дош*. В лекциях доктора Фроули излагаются самые основные из них, наиболее глубоко проникающие в суть космической реальности, где три *доши* возводятся к наивысшей духовной триаде *сат-чит-ананды* (бытия-сознания-блаженства). Это истолкование помогает понять всеобъемлющую непрерывность реальности – проявленной и непроявленной. *Прана*, или жизненная сила, исходит от самого Пуруши – духа, или бытия, обладающего чистым сознанием. При проявлении она предшествует даже уму, будучи основой разума, или *буддхи*. *Сат-чит-ананда* проявляется как жизнь-свет-любовь, присущие всему живому, именно в виде факторов *ваты, питты* и *капхи*. Они показывают, как тройственный Пуруша отражается в формах творения, и если проследить каждую *дошу* до ее источника через ментальную и духовную формы, то мы сможем воспринять исконную природу подлинной Реальности. Вот почему у всех *дош* есть саттвические, раджасические и тамасические формы. Каждая из них может использоваться как путь внутреннего возрастания, помогая вернуться к божественному источнику через проявления тройственной природы самой Реальности. К прискорбию, высший смысл *дош* оказался почти утрачен в процессе оперирования ими при диагностике как «болезнетворными факторами», но здесь мы намерены сосредоточить внимание на их сокровенной сути.

Прежде чем переходить к описанию самих *дош*, здесь необходимо отметить два момента. Во-первых, идеальная модель равновесия всех трех *дош* редко встречается у реальных людей, наделенных яркой индивидуальностью, которая во многом обусловлена именно неповторимым сочетанием и взаимоотношением этих *дош*. Отсюда следуют как разработанная типология личностных конституций, так и принятие личного конституционального типа за отправной пункт не только в диагностике и выборе метода лечения, но и в духовной практике, особенно при подборе стиля йоги и программы индивидуального развития. Во-вторых, при дисбалансе *дош* часто восстановление равновесия производится не только посредством поддержания той или иной *доши*, но и путем ослабления влияния той избыточной *доши*, которая оказывает противоположное воздействие (ведь всего их три). Отсюда следует невозможность буквального применения трав, например, с сильно выраженным качеством *ваты*, приведенных в разделе для *ваты*, людьми *вата*-типа, которые страдают от избытка *ваты* и нехватки других *дош*. Данная здесь абстрактная схема требует тщательного анализа для применения в каждом индивидуальном случае.

Вата – воздух существования

Вата – фактор воздуха, который восходит к *пране*, возникающей из природы реальности как чистое бытие, вечное существование (*сат*). Отражаясь в реальном проявлении она становится жизнью, поэтому люди *вата*-типа наиболее подвержены страху смерти. Душа оживляет тело посредством *праны*, жизненной силы, которая представляет собой отражение вечной сущности души. Тело же – как грубое, так и тонкое – создается из пяти первоэлементов, и в нем выделяются пять органов чувств и пять органов действия, которые служат сознанию инструментами накопления опыта. *Вата* предопределяет наличие в теле жизненной силы, как таковой, вот почему все заболевания вызваны в конечном счете дисбалансом *ваты* (недостатком или избытком в отдельных частях тела вместо сплошного его пронизывания либо несоразмерным соотношением с двумя другими факторами). Уравновешивание *ваты* необходимо даже в случае полного здоровья, поскольку далее ставится задача возведения ее в форму *праны* в процессе духовной практики.

Питта – разжигание осознания

Питта – фактор огня, который восходит к *агни*, или *теджасу*, возникающему из природы реальности как чистое сознание (*чит*). Отражаясь в реальном проявлении она становится способностью восприятия и различения, на физическом уровне превращаясь в пищеварение. Оно порождает стремление к свету, поэтому люди *питта*-типа стремятся «светить» окружающим. При дальнейшем воплощении жизненная сила (*прана*) проникает в пять органов чувств в виде пяти световых начал, или способностей восприятия, которые становятся основой пяти видов *питты*. Это восприятие осуществляется через сознание, которое свойственно сущности, отраженной в жизненной силе. Таким образом, становится ясно, почему аюрведическая практика в значительной мере сводится к налаживанию пищеварения и начинается обыкновенно с очищения кишечника. Это вопрос не просто питания, а сознания, поскольку налаживание *питты* приводит, в конечном счете, если восходить по ее «линии передачи», к полному «усвоению» Реальности.

Капха – упоение блаженством

Капха – фактор воды, который восходит к *соме*, или *оджасу*, возникающему из природы реальности как чистое блаженство (*ананда*). Отражаясь в реальном проявлении, она становится самой любовью, стремлением заботиться и опекать, которая проявляется через *капху* и ее поддерживающую роль в органических процессах. Отсюда возникает и стремление к счастью, поэтому людям *капха*-типа очень хочется быть любимыми. При дальнейшем воплощении жизненная сила (*прана*) проникает в пять органов действия в виде пяти способностей к наслаждению, которое становится основой пяти видов *капхи*. Наслаждение осуществляется через блаженство, которое свойственно сущности, отраженной в жизненной силе. Как мы отмечали для *оджаса*, точно так же и капха в наибольшей мере сродни растениям по самой своей сути. Для поддержания водного начала в организме, силы любви на энергетическом уровне и пребывания в блаженстве духа существует широкий выбор «вин» и «соков», которые одинаково доставляют нам «живую воду».

Конкретизация субдош

Данный раздел содержит детальные сведения, полезные серьезным аюрведическим практикам, в то время как большинство любителей ограничиваются анализом состояния и соотношения трех *дош*. Мы приводим методы нормализации субдош с помощью фитотерапии **только для случаев избыточности.** Ведь по аюрведическим принципам диагностируется как усиление, так и ослабление субдош, а вот лечение проводится в основном только при их усилении, так как именно оно становится причиной болезни. Все субдоши взаимосвязаны и взаимозависимы, поэтому усиление одной приводит к ослаблению другой. Обычно аюрведическое лечение назначается именно по состоянию субдош с учетом не только возбужденной *доши*, но и характера и степени поражения. Д-р Фроули приводит типичные расстройства субдош, тогда как на практике встречаются разнообразные вариации. В аюрведической диагностике внимательное изучение состояния субдош – это тонкий элемент пульсовой диагностики. В зависимости от степени расстройства нормализация одной и той же субдоши может проводиться по-разному. Более того, каждая субдоша может приводить к неполадкам в разных местах организма. Здесь действительно **требуется профессионализм.**

Субдоши ваты – ветра существования

Будучи проявлением самого бытия, *вата* остается в большей мере бесформенным, подвижным и переменчивым фактором, нежели две другие *доши – питта* и *капха, –* наделенные формой, а потому подверженные чрезмерным усилению и ослаблению. Дисбаланс *ваты* выражается в чрезмерной или недостаточной подвижности. Однако усиление *ваты* не предполагает накопление *праны* – более тонкой субстанции бытия. Наоборот, оттягивание основной силы на конкретные неумеренные проявления приводит к ослаблению и неустойчивости *праны.* Субдоши *ваты* означают скорее различные направления движения, а не места локализации в теле, как в случае субдош *капхи* и *питты.* Когда они сонастроены, биоэнергетика человека имеет общую направленность, а когда они в разладе, его начинает «носить ветрами» на все четыре стороны, лишая цели и приводя порой к полной дезориентации на энергетическом уровне. Более того, эта стихия «коварна», ибо при порывистости ветра бывает то «затишье пред бурей», то полный штиль после разрядки всей силы за короткий промежуток времени. Вот почему она хуже всего поддается коррекции, однако остается главным объектом внимания, выступая главным виновником всех бед. Итак, истина не абстрактна – истина конкретна: познавать бытие в чистом виде оказывается гораздо проще, чем распознавать его воплощение в различных модусах существования в человеческом теле.

Прана-ваю

Прана-ваю – это движущая сила с направленностью вовнутрь, расположенная исходно в верхней части туловища. Ее чрезмерная подвижность проявляется через возбуждение в области головы и сердца, приводя к потере уравновешенности. Внешние симптомы состоят в учащении дыхания, головокружении, повышенной чувствительности, дрожи головы, бессоннице, страхе, оторванности от реальности, дезориентации. Для лечения применяются травы со сладким и острым вкусами и согревающей энергетикой, успокаивающие или тонизирующие. Соответственно, недостаточная подвижность приводит к усилению *капхи* с закономерными последствиями. Д-р Фроули рекомендует применять для понижения подвижности *прана-ваю* следующие средства: нардостахис, валериана, шанкха-пушпи, витания снотворная, аспарагус кистеносный, мускатный орех, чеснок; массаж головы с кунжутным маслом, широдхара.

Апана-ваю

Апана-ваю – движущая сила, направленная вовне, расположенная исходно в нижней части туловища. Она обычно считается прямой противоположностью *прана-ваю* по направлению своего действия, поэтому их необходимо балансировать совместно. Еще в древней «Бхагавадгите» сказано: «Йогин жертвует прану в апану, а апану – в прану», то есть он уравновешивает восходящие и нисходящие потоки. При дисбалансе чрезмерная подвижность *апана-ваю* проявляется в виде избыточного газообразования, которое сопровождается вздутием и болезненностью по ходу кишечника. Внешние симптомы состоят в несварении, усилении перистальтики, жидкой консистенции стула, возможно избыточном кровотечении при менструации. Соответственно, ее недостаточная подвижность приводит к ослаблению *ваты* и противоположным последствиям (например, запор или аменорея). Итак, избыток *апана-ваю* чреват истощением организма, а ее недостаток – его загрязнением. Для снятия избытка обыкновенно применяются травы с вяжущим вкусом, замедляющие излишние движения *ваты*. Д-р Фроули рекомендует применять для понижения подвижности *апана-ваю* следующие типичные средства: листья малины, гейхера, симплокос кистевидный (лодхра), восковница (мирика), эмбелия (виданга).

Удана-ваю

Удана-ваю – сила выражения, направленная вверх, расположенная исходно в области горла. Именно эта энергия крайне важна при мантра-йоге для чистого произношения мантры, чтобы она по-настоящему работала. Уравновешенность удана-ваю позволяет произносить мантру в спокойном саттвичном состоянии с полным сосредоточением. Но самовыражение не ограничивается речью, включая все проявления. Ее чрезмерная подвижность проявляется в виде кашля, пересыхания горла, затруднения глотания. Внешние симптомы состоят в тошноте и рвоте, болтливости, лихорадочной и беспорядочной деятельности. Для лечения обычно применяются травы со сладким и острым вкусами и слегка теплой энергетикой, спазмолитическими, седативными противокашлевыми свойствами. Соответственно, недостаточная подвижность *удана-ваю* приводит к ослаблению *ваты* с противоположными последствиями. Д-р Фроули рекомендует применять для понижения подвижности *удана-ваю* следующие средства: мать-и-мачеха, аир, нардостахис, адатода сосудистая, валериана, солодка, кунжутное масло, гхи.

Самана-ваю

Следующие две субдоши можно тоже, как и первые, объединить в пару взаимодополнительных противоположностей. *Самана-ваю* – сила сжатия, сокращения, объединения и усвоения. Она скрепляет тело воедино, способствует общей собранности.

Однако излишняя деятельность по собиранию приводит к общей суматошности и нарушению процессов. Ее чрезмерная подвижность проявляется как дисбаланс в работе органов пищеварительной системы. Внешние симптомы также состоят в непостоянном аппетите, несварении, тошноте, рвоте, метеоризме, потере психического равновесия, возможном развитии язвенной болезни. Для успокоения и налаживания работы пищеварения обычно применяются мягкие ароматные специи и травы с ветрогонными свойствами. Соответственно, слабая подвижность *самана-ваю* закономерно приводит к ослаблению *ваты* с застойными последствиями. Д-р Фроули рекомендует применять для понижения подвижности самана-ваю следующие средства: имбирь, кардамон, фенхель, гвоздика, базилик, нардостахис, ромашка, лимонный сок.

Вьяна-ваю

Вьяна-ваю – сила расширения, направленная вовне. Подчеркнем, что ее активность уравновешивает *самана-ваю*, но общий характер (сравнительно с *апаной*) делает избыток расширения гораздо более опустошительным и опасным для всего организма. Ее чрезмерная подвижность проявляется в виде непоседливости, холодных конечностей, болей в суставах, учащения сердцебиения, мышечной дрожи, плохой координации движений. Поскольку эта субдоша связана с работой сердечно-сосудистой системы, ее дисбаланс крайне опасен, а лечение чрезвычайно ответственно. Для улучшения кровообращения обычно применяются травы с острым и сладким вкусами. Также полезна масляная терапия с разными растительными маслами и травяными добавками. Соответственно, недостаточная подвижность *вьяна-ваю* приводит к ослаблению *ваты* с противоположными последствиями, часто ведущими к избытку *самана-ваю*. Д-р Фроули рекомендует применять для понижения подвижности вьяна-ваю следующие средства: витания, прутняк китайский, индийская мирра, нардостахис, валериана, кунжутное масло.

Субдоши питты – фрагменты сознательности

Общие проявления чрезмерного усиления или ослабления *питты* могут касаться лишь одной из ее пяти субдош, локализованных в разных частях тела. Вот почему при тщательном анализе часто при таких общих проявлениях оказывается необходимым принимать разные меры. Осознание на физическом уровне происходит путем чувственного восприятия объектов и их буквальной ассимиляции (пищеварение). Огонь проявляет свои качества как в «освещении», так и в «сжигании» объектов. Чрезмерное проявление осознания в форме огня начинает угнетать самого субъекта – «ослеплять» его органы восприятия и «пережигать» органы пищеварения. Избыток субдош *питты* выражается воспалениями, кровотечениями или лихорадочными состояниями, а их недостаток – бледностью, холодностью, притупленностью чувств. Все зависит от характера, положения и функций конкретной субдоши либо даже сочетания одновременно нескольких субдош. Возбуждение *питты* вызывает лихорадочные состояния, которые приводят к обострениям, требующим предельно острожного вмешательства. Поскольку недостаточность *питты* проявляется в виде избытка *ваты* и *капхи*, она требует методов коррекции соответствующих субдош, о чем речь идет в соответствующих разделах.

Пачака-питта

Пачака-питта – это энергия огня, которая призвана разжигать пищеварительный огонь. Показателем ее состояния может служить кислотность: при сбалансированном состоянии она нормальная. А значит, пища хорошо усваивается и питает все тело, позволяя развивать индивидуальное сознание. Ее избыточность проявляется в излишнем скоплении кислот и желчи в системе пищеварения, особенно в тонком кишечнике. Внешние симптомы состоят в повышенной кислотности, внутренних кровотечениях и даже язве. Если также затронута печень, развиваются желтуха и гепатит. Для умерения горения применяются травы с горьким и сладким вкусами и прохладной энергетикой для снижения кислотности и охлаждения печени, тонкого кишечника и поджелудочной железы, с противокислотными и успокоительными свойствами. Д-р Фроули рекомендует применять для понижения избыточной *пачака-питты* следующие средства: аспарагус кистеносный, алтей, эмблика лекарственная, сок алоэ, горечавка, барбарис, семена и зелень кориандра, солодка.

132

Бхраджака-питта

Бхраджака-питта предназначена для обеспечения периферийного кровообращения, поэтому она отвечает за теплоту кожи, а также за состояние суставов. Ее избыточность проявляется в воспалительных процессах на периферии тела, включая кожу, суставы и конечности. Внешние симптомы состоят в возможной непереносимости солнечного света, появлении кожной сыпи и красноты, жжении, подкожных кровоизлияниях и ревматическом артрите. Для лечения применяются травы с горьким, вяжущим и сладким вкусами и прохладной энергетикой, кровоочищающими и мочегонными свойствами, налаживающие обмен веществ. Недостаток выражается в распространенных среди населения умеренной зоны патологической зябкости, холодных конечностях, эмоциональной замороженности. Это преимущественно осознание через прямое соприкосновение с внешним миром, которое в случае избытка приводит к непереносимости контактов и неадекватным реакциям. Д-р Фроули рекомендует применять для понижения избыточной *бхраджака-питты* следующие типичные средства: сок алоэ, марена сердцелистная, листья окопника лекарственного, подорожник большой, крапива, клевер луговой (красный), чапаррель, листья одуванчика, куркума.

Ранджака-питта

Ранджака-питта призвана обеспечивать кровообращение в теле. Ее избыточность проявляется в повышении температуры, интоксикации крови и ярко-желтом цвете телесных выделений. Внешние симптомы состоят в увеличении печени и селезенки, которые могут осложняться внутренними кровотечениями, заражении крови, желтухе, гепатите. Тело буквально перегревается и «сгорает в огне», а повышение температуры усиливает метаболизм, замутняя осознание в целом. Для лечения применяются травы с горьким и сладким вкусами и прохладной энергетикой, улучшающие обмен веществ, с мочегонными и желчегонными свойствами. Д-р Фроули рекомендует применять для понижения избыточной ранджака-питты следующие типичные средства: сок алоэ, мирра, филлантус нирури, тиноспора сердцелистная, барбарис, центелла азиатская, марена сердцелистная, желтокорень канадский, корень ревеня, семена и зелень кориандра, гхи.

Алочака-питта

Алочака-питта призвана обеспечивать восприятие посредством органов чувств, поэтому она также отвечает за их состояние. Восприятие напрямую содействует осознанию через освещение, как одно из качеств огня. Однако ее избыточность проявляется в усилении другого качества огня – согревания – и ведет к перегреву соответствующих органов, что вызывает воспаления. Внешние симптомы состоят в покраснении и жжении глаз, непереносимости яркого света, головной и ушной боли. Всевозможные аллергии – это тоже следствие «неумеренной осознанности» при чрезмерной нагрузке на чувства. Не случайно аллергии часто вызваны не столько физическими, сколько психологическими факторами, то есть отражают проблемы осознания. Для лечения применяются травы с сладким и горьким вкусами, прохладной энергетикой, охлаждающими и очищающими свойствами для глаз и головы. Д-р Фроули рекомендует применять для понижения избыточной *алочака-питты* следующие средства: очанка лекарственная, желтокорень канадский, сок алоэ, хризантема индийская, ромашка, сандал, состав «Трипхала», гхи.

Садхака-питта

Садхака-питта призвана обеспечить мышление и эмоциональные проявления, поэтому она отвечает также за состояние головного мозга. Буквально она связана с деятельностью *манаса* (ума), который в индийской философии служит для согласования данных от всех органов чувств. Но она лишь опосредованно затрагивает функции высшего разума (*буддхи*), который обеспечивает сознание как таковое. В данном качестве речь идет об объектном осознании. Ее избыточность проявляется в нервозности и психической неустойчивости, неудовлетворенности имеющейся информацией и любопытстве. А внешние симптомы состоят в расстройстве чувств, раздражительности, гневе, безрассудстве, чрезмерной критичности, бессоннице. Для успокоения нервов и ума нужны травы с сладким и горьким вкусами, охлаждающими, успокоительными и седативными свойствами. Д-р Фроули рекомендует применять для понижения избыточной *садхака-питты* следующие средства: центелла азиатская (готу кола, брахми), шлемник, пассифлора, нардостахис (джатаманси), семена ююбы, солодка.

Субдоши капхи – вариации наслаждения

Капха как фактор «воды» в организме принимает множество форм: кровь, клеточная жидкость, лимфа, слизь, смазки, выделения. Все способы получения объективного удовольствия так или иначе связаны с «растворением» объектов в своем собственном теле, а само переживание наслаждения «растекается» по телу субъекта. Высшей форма *сомы* – нектар бессмертия богов – преобразуется на уровне индивидуальной жизни в формы живительных жидкостей. Общие проявления чрезмерного усиления или ослабления *капхи* могут касаться лишь одной из ее пяти субдош, локализованных в разных частях тела. Вот почему при тщательном анализе часто при таких общих проявлениях оказывается необходимым принимать разные меры. Избыточность субдош *капхи* выражается застойными явлениями или отеками, а недостаточность – сухостью и худобой. Но все зависит от характера, положения и функций конкретной субдоши либо даже сочетания одновременно нескольких субдош. Поскольку недостаточность *капхи* проявляется в виде избытка *ваты* и *питты*, она требует методов коррекции соответствующих субдош (какой-то из этих *дош* или их обеих), о чем шла речь выше в соответствующих разделах о субдошах *ваты* и *питты*.

Аваламбака-капха

Аваламбака-капха призвана смягчать и смазывать область груди, легких и сердца. Ее избыточность проявляется в застойности и энергетических блоках, что приводит к ухудшению работы данных органов. Внешние симптомы состоят в увеличении лимфатических узлов, обилии слизи, мокром кашле, затрудненном дыхании. Здесь нужны растения с согревающими, стимулирующими, отхаркивающими, потогонными, спазмолитическими свойствами, с преобладающим острым и вторичными горьким и вяжущими вкусами. В целях разжижения сгустков *капхи* применимы также растения с соленым, сладким и кислым вкусами (солодка, фукус пузырчатый, лимон), но как временная мера. На грудь полезно наносить ароматические масла (эвкалиптовое или ментоловое) или массировать эту область маслами с острым вкусом (горчичное). Д-р Фроули рекомендует применять для понижения избыточной *аваламбака-капхи* следующие средства: терминалия беллирийская (бибхитаки), пиппали, девясил, восковница (мирика), шафран, гуггул (индийская мирра), тимьян, имбирь, красный перец, корица, адатода сосудистая (васа), мать-и-мачеха, солодка, чеснок, мед.

Кледака-капха

Кледака-капха призвана смягчать и смазывать органы брюшной полости. Соответственно, она должна быть сбалансирована с *пачака-питтой,* то есть пищеварительным огнем. Ее избыточность проявляется в застоях или энергетических блоках в системе пищеварения, что приводит к ухудшению работы всех органов. Причиной скапливания *капхи* в желудке становятся слизеобразующая пища (молочные продукты, пасленовые и пр.), переедание, образование слизей, замедленное пищеварение. Внешние симптомы состоят во вспучивании и бурчании в животе, тошноте, отрыжке и рвоте, плохом аппетите, снижении вкусовых ощущений, чувстве тяжести или усталости, головных болях. Закономерно, здесь нужны стимулирующие пищеварение травы с острым вкусом, которые способствуют усилению *пачака-питты.* Д-р Фроули рекомендует применять для понижения избыточной *кледака-капхи* следующие средства: имбирь, корица, черный и красный перец, пиппали, горчица, аир, кардамон, померанец, фенхель, лавровый лист, базилик, состав *«Трикату».*

Бодхака-капха

Бодхака-капха призвана смягчать и смазывать горло и ротовую полость. Она связана с первым предчувствием получения наслаждения: мы видим вкусную пищу, и начинает выделяться слюна, что получило обобщение в переносном смысле в связи с любым предвкушением «текут слюнки». Ее избыточность проявляется в ухудшении вкуса и обоняния, застойных явлениях в тканях головы и лица. Внешние симптомы состоят в избыточном слюноотделении, увеличении лимфатических узлов шеи, аллергии, заложенном носе и насморке, слезящихся глазах, притуплении чувств, потере вкуса и аппетита. Для лечения патологии ротовой полости и дисфункции органов чувств обычно применяются травы с острым и вяжущим вкусами, стимулирующими и отхаркивающими свойствами. Необходимы ингаляции с ароматическими растениями (мятой, эвкалиптом или камфарой), закапывание в нос масла аира или промывание носа настоем аира с солью. Фроули рекомендует применять для понижения избыточной *бодхака-капхи* следующие средства: восковница (мирика), корица, кардамон, имбирь, терминалия хебула (харитаки), мята перечная, аир, шалфей.

Шлешака-капха

Шлешака-капха призвана смягчать и смазывать кости и суставы. Доставляемое удовольствие состоит в наличии смазки в системе, отчего тело легко передвигается в пространстве - «как по маслу». Ее недостаточность закономерно обусловлена избытком *ваты* и *питты*. Избыточность же проявляется в скоплении жидкости в суставах (артрит), которое ведет к затруднению и болезненности движений. Внешние симптомы состоят в распухании суставов, тупой боли в них, вялости и замедленности движений, избыточном весе, хрупкости костей. Для лечения обычно применяются травы, разжигающие огонь и усиливающие ветер, а именно, с острым и горьким вкусами, стимулирующие кровообращение, обладающие потогонными и мочегонными свойствами. Полезны посещение сауны и сухой массаж с мелкомолотыми растениями (аир и т.п.). Д-р Фроули рекомендует применять для понижения избыточной *шлешака-капхи* следующие средства: имбирь, красный перец, мирра, гуггул (индийская мирра) и саллаки (индийский ладан), прутняк китайский (ниргунди), ангелика (дудник), куркума, чапаррель (ларрея), элеутерококк колючий, чеснок.

Тарпака-капха

Тарпака-капха призвана «смягчать и смазывать» головной мозг и всю периферическую нервную систему. Она обусловливает переживание удовольствия, чрезмерность которого истощает организм. Ее избыточность проявляется в вялости и тяжести. Внешние симптомы состоят в подавленности, дневной сонливости, печали, эмоциональных привязанностях, вялости мыслей. К более серьезным расстройствам приводит водянка головного мозга. Для лечения применяются травы в основном с острым вкусом, мочегонными свойствами и стимулирующие деятельность мозга и нервов. Полезно проводить ингаляции с ароматическими маслами (например, камфорным или мятным). Д-р Фроули рекомендует применять для понижения избыточной *шлешака-капхи* следующие средства: пиппали, шиладжит (мумие), аир, шанкха-пушпи, эфедра, терминалия хебула (харитаки), терминалия беллирийская, центелла азиатская, шалфей.

Шроты – системы каналов

Шроты – это системы тонких каналов, обеспечивающие функции хорошо всем известных физиологических систем: дыхательной, кровеносной, пищеварительной и других. Именно их наличие на энергетическом уровне объясняет столь загадочное явление, как связность множества органов, действующих как единое целое. Это не сами материальные составляющие организма, а скорее системы их организации, то есть тонкие структуры и проходящие через них устойчивые энергетические потоки. Кроме того, их бесперебойное действие обусловлено правильным соотношением трех *дош*, а его нарушение, соответственно, неизменно вызвано дисбалансом *дош*. Таким образом, несмотря на вполне очевидную физиологичность в описании этих систем, здесь мы все еще определенно остаемся на почве биоэнрегетического подхода. Тогда как состояние самих органов, составляющих каждую систему, и преобразуемых ими субстанций (крови, лимфы и т.п.) будет относиться уже к составу *дхату* (тканей), что требует от специалиста по аюрведе познаний в биохимии. Итак, мы должны ясно и отчетливо отделять форму от содержания: в данном случае речь идет о самой деятельности названных систем, а не производимых действиях. Или, по определению Аристотеля, «видение есть форма глаза».

Всего выделяется 16 систем каналов, и для подробного анализа всех систем потребовалась бы отдельная книга. Более того, каждая система, кроме чрезмерного усиления или ослабления ее действия, оценивается по состоянию трех *дош* в ней, поэтому конкретизация на этом уровне становится гораздо более детальной. Вот почему, следуя логике изложения, мы остановимся здесь только на трех **системах, соответствующих трем основным принципам** – воздух, огонь и вода – воплощенных в дыхательной, пищеварительной и метаболической системах. В случае энергетического дисбаланса, лекарственные растения позволяют нормализовать циркуляцию энергии по каналам. С их помощью можно тонизировать и любую конкретную систему организма, укрепляя включенный в нее орган. Подобным образом можно применять и другие методы лечения. При необходимости работы с более специфическими системами организма, мы рекомендуем обратиться непосредственно к курсам и книгам д-ра Фроули или практикующим аюрведическим целителям. Даже если мы решились бы привести здесь все имеющиеся материалы, они оказались бы непрактичными в силу сложности для самолечения.

Пранаваха-шроты – дыхательная система

При нарушении работы легких требуется усиление или ослабление циркуляции энергии. Отметим здесь такие отклонения, которые выражаются в затруднении или учащении дыхания. **Для усиления** циркуляции при затрудненном дыхании назначаются растения с потогонными и противокашлевыми свойствами: имбирь, мята, шалфей, базилик, корица, гвоздика, а также бронхолитические – тимьян или эфедра. Полезны активизирующие *пранаямы* и интенсивная практика *асан* (см. рекомендации в части «Травы для йоги»). **Для ослабления** циркуляции при учащенном дыхании назначаются растения с вяжущими свойствами: кора дуба, лимонник китайский, корень лотоса, витания, малина обыкновенная. Здесь, наоборот, рекомендуется глубокое дыхание с посильной задержкой.

Другая типология нарушений работы дыхательного аппарата опирается на избыток той или иной *доши* в этой системе каналов. **Избыток *ваты*** выражается прежде всего в сухом кашле. Назначаются растения с тонизирующими, мягчительными и потогонными свойствами: имбирь, корица, солодка, витания снотворная, астрагал. Полезно употреблять миндаль, кунжут, грецкие орехи, молочные продукты и такие специи, как имбирь, корица, кардамон, гвоздика. Помогают тонизирующая *пранаяма*, масляный массаж, закапывание в нос *гхи* и аира. **Избыток питты** приводит к инфекционным заболеваниям легких. Назначаются растения с укрепляющими, тонизирующими свойствами: центелла азиатская, солодка, лопух, одуванчик, тысячелистник, эхинация, аспарагус кистеносный, коровяк. Полезна охлаждающая *пранаяма ситали*. Помогает прием кокосового или гранатового соков, противопоказана тяжелая пища. В нос закапывают *гхи* с брахми. **Избыток капхи** выражается в скоплении в легких жидкости и слизи. Назначаются стимулирующие растения: имбирь, гвоздика, корица, восковница, эфедра, тимьян, пиппали, девясил. Полезны камфара, гаультерия лежачая, ментол, эвкалипт в виде ингаляций, настоек и примочек. Помогают активирующие *пранаямы*, массаж с горчичным маслом и сухой массаж с мелкоизмельченным аиром. Следует перейти на щадящую диету, возможно лечебное голодание.

Аннаваха-шроты - пищеварительная система

При нарушении работы пищеварительной системы необходимо усиление или ослабление циркуляции энергии соответствующих каналов. Тяжелые случаи тоже требуют особого подхода, а мы отметим такие незначительные отклонения, которые выражаются в плохом аппетите и несварении или «ненасытности». **Для усиления** циркуляции при отсутствии аппетита и слабом пищеварении полезны любые специи, особенно имбирь, корица, кардамон, красный и черный перец, горчица, хрен, гвоздика, чеснок, асафётида. Питание должно быть легким и теплым, допустимы также голодания, которые выступают сильным естественным средством разжигания пищеварительного огня. **Для ослабления** циркуляции при непомерном аппетите и ненасытном поглощении пищи назначается прием горечей (как правило, после еды): горечавки, барбариса, пикроризы (катуки), а также растений с вяжущими свойствами: чай, малина обыкновенная, гейхера, семена лотоса орехоносного. Здесь, наоборот, рекомендуется питание холодными, сырыми, тяжелыми продуктами с обильным питьем для «тушения» всепоглощающего пищеварительного огня.

Другая типология нарушений работы пищеварительной системы опирается на избыток той или иной *доши* в этой системе каналов. **Избыток ваты** выражается в скоплении газов и вздутии живота, при которых назначаются растения с ветрогонными свойствами: померанец, кардамон, имбирь, базилик, мята, мускатный орех, асафётида и состав «Хингаштак». Пища должно быть однородной и усваиваемой. **Избыток** *питты* ведет к повышению кислотности, жжению в желудке и перегреву печени, при которых назначаются горечи: горечавка, барбарис, куркума, гидрастис (желтокорень) канадский, пикрориза курроа (катука); мягкие специи кориандр, семена тмина, фенхель, мята и состав «Авипаттикар-чурна». Полезны растения с нейтрализующими кислоту и снимающими раздражение свойствами: солодка, алтей аптечный и аспарагус кистеносный. Следует исключить из пищи соль, жгучие специи и кислые продукты. **Избыток** *капхи* выражается в тошноте и рвоте со слизью, при которых назначаются острые специи: имбирь, красный и черный перец, гвоздика, горчица и состав «Трикату». Полезны растения с отхаркивающими и противорвотными свойствами: кардамон, мускатный орех, фенхель. Также возможны голодания.

Амбхуваха шроты – метаболическая система

При нарушении работы метаболической системы тоже необходимы усиление или ослабление циркуляции энергии. Тяжелые случаи требуют особого подхода, а мы отметим такие незначительные отклонения, которые выражаются в повышенной жажде или же отеках. **Для усиления** циркуляции при пересыхании во рту и жажде тонизирующие растения, способствующие удержанию в организме жидкостей: аспарагус кистеносный, алтей аптечный, солодка, корень окопника, вяз ржавый, купена. Необходимо пить больше воды, кислых соков, добавлять соль, морские водоросли и сахар. Полезны рис, жидкая овсяная каша, все молочные продукты. **Для ослабления** циркуляции при налете на языке, тошноте и рвоте назначается прием горечей и специй: горечавка, куркума, черный перец, сушеный имбирь, померанец, кардамон. Здесь, наоборот, нужно исключить потребление воды и сладостей, сократить прием жидкостей. Полезны растения с вяжущими свойствами: семена лотоса орехоносного, малина обыкновенная. В рационе не должно быть молочных и маслянистых продуктов, а нужно употреблять в пищу бобовые, злаки и овощи.

Другая типология нарушений работы метаболической системы тоже опирается на избыток той или иной *доши* в этой системе каналов. **Избыток *ваты*** выражается в обезвоживании, при котором назначаются растения с мягчительными свойствами[1]: солодка, алтей аптечный, аспарагус кистеносный, диоскорея супротивнолистная (ямс китайский), дереза китайская. **Избыток *питты*** ведет к повышению жажды, жжению в желудке, при которых назначаются растения с охлаждающими и тонизирующими свойствами: эмблика (амалаки), солодка, аспарагус кистеносный; такие горечи, как сок алоэ, куркума, горечавка и барбарис. Полезны семена кориандра и зелень (кинза). В рационе должны быть молоко и *гхи*. **Избыток *капхи*** выражается в отеках, при которых назначаются растения, способствующие ослаблению циркуляции: кардамон, аир, имбирь, куркума, горечавка, померанец, лавровый лист. Полезны гимнема лесная (гурмар), гуггул, мирра и чеснок. Следует принимать все возможные меры для избавления от ожирения.

---

[1] Мягчительные средства – вещества растительного и животного происхождения, применяемые в медицине для повышения эластичности, уменьшения напряженности кожных покровов, а также для защиты кожи, слизистых оболочек и раневых поверхностей от раздражающих воздействий. (БСЭ)

Глава 3.
Взращивание тела –
биохимический подход

С позиций биоэнергетики, биохимический подход представляется наивным, поскольку здесь не принимается во внимание главный фактор исцеления – воздействие трав на жизненную силу тела и дух человека. Однако в нем разработаны сложные аналитические методы определения и классификации различных веществ, что тоже весьма полезно для применения. Аюрведическая фармацевтика все же отличается от современной европейской, где отдельные субстанции действуют в концентрированной или же упрощенной комбинированной форме, оказывая сильное воздействие и приводя к немедленным явным результатам, впрочем, с непредсказуемыми отдаленными последствиями. Но фармацевтические растительные экстракты обычно действенны преимущественно на грубом уровне химических реакций между лекарственными веществами и составляющими телесной материи. Аюрведические «таблетки» тоже могут содержать своеобразные экстракты и простые сочетания субстанций, но они изготовлены с учетом как энергетических, так и духовных факторов. В итоге, они представляют собой одновременно «экстракты» энергии и духа, которые действуют не наперекор, а благодаря Природе.

В целостной аюрведической системе есть две категории растений, в случае которых биохимическая модель по Фроули срабатывает наилучшим образом. Во-первых, это ароматические растения с содержанием сильнодействующих масел (например, камфорного или мятного). Во-вторых, это ядовитые растения, обладающие в малых дозах сильным целительным воздействием (например, аконит). Однако д-р Фроули подчеркивает, что комплексные растительные составы, к которым относятся все хорошо известные тонизирующие средства восточной медицины, включая аюрведические ашвагандху и шатавари, редко обладают каким-то одним простым активным действующим веществом, поэтому не представляют собой особой биохимической ценности. В силу сложности своего состава они не способны оказывать такое же «ударное» воздействие, как экстракты одного или нескольких сходных по химическому составу веществ. Тем не менее, именно их химическая сложность позволяет сохранить насыщенность их энергией и сознанием не абстрактно, а в конкретных формах, что приводит к вполне явным лечебным эффектам.

Вкусы и первоэлементы

Вкусы – это собственная характеристика самих растений, которая во многом определяет их воздействие, а значит, и назначение. Они соответствуют первоэлементам, из которых составлено физическое тело человека. Вот почему мы дошли до базовой характеристики применения растений только теперь – в биохимическом подходе. Однако, с аюрведических позиций, «вкус» не сводится к химии, а выражает также энергетические и духовные характеристики самих растений, поэтому все равно нам не следует забывать об иерархии применения подходов. Точно так же образование первоэлементов возводится через все более тонкие проявления, в конечном счете, к самому Пуруше. Материя – это боговоплощение, и в качестве такового она «нетленна». Разрушаются только разнообразные комбинации первоэлементов, к которым относится также и человеческое тело. Сами же элементы по завершении космического цикла вновь сливаются с Пурушей, чтобы в начале следующего цикла из них составилась новая вселенная. В этом смысле, они вечны и неизменны, а вкусы представляют собой субъективные отражения элементарных модусов существования. Таким образом, испробование на вкус составляет в пределе такое же общение с Богом, как и всякое ритуальное причащение, что ранее было прекрасно отражено во многих *упанишадах*. Контакт с первоэлементами через восприятие вкуса выступает одним из способов приведения в соответствие микрокосма и макрокосма.

Для балансировки шести вкусов в организме применяется интересный аюрведический состав, в котором они присутствуют в равной мере. Так вот, при нехватке сладкого вкуса человеку он покажется сладким, при нехватке соленого – соленым и т.п. Это своего рода определитель и лекарство одновременно. Поскольку стремление к какому-либо вкусу означает недостаток в организме вполне определенных химических веществ, постольку одной духовностью или чистой энергетикой здесь не отделаешься. Телу требуется вполне определенная материальная субстанция, которая должна возместить недостаток в теле. Вот почему аюрведическое лечение также очень тесно связано с правильным питанием. Мы вернемся к этому в связи с биологическими тканями и их наращиванием. Пока достаточно отметить, что биохимический подход касается не только лечебных ударных доз определенных чистых веществ, но и вполне планомерного выстраивания физического тела по законам сохранения в теле как энергетической, так и духовной гармонии. Влияние «дух – энергия – тело» оказывается двунаправленным.

Шесть вкусов – критерии целебности

Вкусовые ощущения, возникающие при приеме лекарственных растений, отражают их целебные свойства. С позиций аюрведы, целебные свойства означают лишь способность энергий, присущих конкретным растениям, воздействовать на состояние тех или иных *дош*. Как всякая наука, аюрведа обобщает этот критерий и далее распространяет его на целительные свойства не только растений, но и различных веществ и природных сил. В результате, вкусами наделяются вообще все продукты питания, а также благородные камни, минералы и эмоции. Таким образом, практик аюрведы все вокруг «пробует на вкус», чтобы определить пригодность для конкретного использования. Итак, в нашем арсенале есть шесть вкусов – сладкий, соленый, кислый, острый, горький, вяжущий – составленные из парных сочетаний пяти первоэлементов – земли, воды, огня, воздуха и эфира. Прежде всего, вкус отражает материю и ее свойства. Мы рассмотрим каждый из вкусов, а затем сделаем акцент на воздействие вкусов на три *доши*, то есть энергетическую составляющую. Наконец, в освящении первоэлементов мы увидим, как предельно материальная субстанция оказывается духовной, завершив анализ «обратного воздействия» химии на алхимию.

Сладкий вкус – земля и вода

Сладкий вкус содействует образованию и укреплению всех тканей организма. Он гармонизирует ум и доставляет удовлетворение, смягчает слизистые оболочки, действует как отхаркивающее и мягкое слабительное средство, помогает избавиться от изжоги. Но в чрезмерных количествах он портит поджелудочную железу и может привести к гипергликемии и диабету, а также способствует накоплению токсинов в организме и образованию слизей. Сладкие эмоции (любовь и привязанность) усиливают *капху* и образование слизи и могут стать причиной застойных явлений. Простые сахара, получаемые из растений, общеизвестны и общеупотребимы: фруктовые, тростниковый и свекольный, кленовый и другие. Крахмалы, получаемые из злаков, лучше сбалансированы и почти не оказывают никакого особого воздействия. То же самое касается овощных крахмалов, например, картофельного. Жирные сладкие масла, получаемые из семян и орехов, оказывают согревающее действие и возбуждают *питту*.

Соленый вкус – вода и огонь

Соленый вкус – это смягчающее, слабительное и успокаивающее средство. В небольших количествах он стимулирует пищеварение, в умеренных оказывает слабительный эффект, а в очень больших вызывает рвоту. Он отчасти снимает отеки, успокаивает нервы и помогает избавиться от чувства тревоги. Соль добавляется в воду при *шанк-пракшалане*, чтобы та проходила по тракту без всасывания. Соленое в слишком больших количествах ухудшает функцию почек и может вызвать отеки, гипертонию и образование почечных камней. Соленые эмоции (алчность), подобно сладким (любви и привязанности), усиливают *капху* и способствуют наращиванию лишнего веса. К растительным продуктам с явно выраженным соленым вкусом относятся лишь морские водоросли. Они имеют мягкие свойства, в меньшей степени способствуют выработке тепла и могут сочетать в себе также и другие вкусы

Кислый вкус – земля и огонь

Кислый вкус действует как стимулирующее, ветрогонное (способствующее выведению газов из кишечника) и жаждоутоляющее средство. Он пробуждает мышление и чувства, улучшает кровообращение, укрепляет сердце, участвует в образовании всех тканей организма, кроме репродуктивной. Но кислое повышает кислотность и может вызывать изжогу. Кислые эмоции (зависть, раздражение) повышают кислотность со всеми последствиями. Кислый вкус характерен для многих плодов. Кислые фрукты оказывают освежающее, жаждоутоляющее или охлаждающее действие: цитрусовые, большинство ягод, кислые сливы, кислая вишня, кислый виноград, кислые яблоки, кислый ананас, пассифлора (маракуйя), боярышник и пр. Кислых овощей мало, в основном, это томаты (семейство паслёновых). Но шпинат, мангольд или листовая свёкла (кислица) и стебель ревеня могут до некоторой степени способствовать повышению кислотности.

Острый вкус – огонь и воздух

Острый вкус служит стимулирующим, ветрогонным, потогонным средством. Он улучшает обмен веществ, работу организма в целом и пищеварение, улучшает согревание тела и помогает выдерживать холод. Он улучшает кровообращение и разгоняет застойную кровь, раскрывает ум и чувства, очищает каналы, снимает невралгию и мышечное напряжение. Острое в слишком больших количествах сушит легкие и может стать причиной сухого кашля. Оно вызывает изжогу, сухость и истощение тканей. Острые эмоции (гнев, вражда, ненависть) повышают горячность и приводит к чрезмерной активности. Основные источники острого вкуса – это типичные ароматические растения и специи, к которым относятся имбирь, красный перец, кардамон и мята.

Горький вкус – воздух и эфир

Горький вкус улучшает обмен веществ, очищает кровь и ткани. Он нейтрализует действие токсинов, придает легкость уму. Он обладает антимикробным и антисептическим эффектом, проясняет ум и очищает эмоции. В небольших количествах стимулирует пищеварение, способствует усвоению жиров и сахаров. Горькое в избытке вредит сердцу и может привести к анемии, пониженному давлению, бессоннице, создавать ощущение холода, головокружение, истощение. Горькие эмоции (печаль, горечь) оказывают истощающий и ослабляющий эффект. Самые простые растительные горечи: коптис, горечавка, желтокорень канадский. Вяжущие горечи включают в состав танины, к которым относятся толокнянка, зимолюбка зонтичная, одуванчик, которые имеют некоторые свойства острого вкуса. Горькие ароматические масла содержат полынь горькая и полынь обыкновенная (чернобыльник), пижма, рута, ветиверовое масло (ветиверт). Они обладают некоторыми свойствами острого вкуса.

Вяжущий вкус – земля и воздух

Вяжущий вкус уменьшает кровоточивость тканей и сокращает избыточные выделения (например, потение), способствует лечению кожи и слизистых оболочек. Он действует как отхаркивающее и мочегонное средство, укрепляет ткани. Вяжущее в слишком больших количествах может вызывать скопление газов, вздутия и запоры, напряжение мышц, повышать свертывание крови и провоцировать невралгию. Вяжущие эмоции (страх, испуг) становятся причиной запоров и напряжения в мышцах. Вяжущий вкус характерен для коры, смолы и живицы хвойных растений или таких, как мирровое дерево и ладан. Вяжущий вкус имеют также растительные соки, бобовые, некоторые крахмалы (картофельный) и фрукты (особенно незрелые), многие зеленые травяные растения: салат-латук, люцерна, листья окопника, одуванчик и подорожник. Древесная листва тоже, как правило, имеет вяжущий вкус.

Вкусы и доши – обратное воздействие

Памятуя о том, что биоэнергетический подход преобладает над биохимическим, здесь мы делаем шаг назад и возвращаемся к *дошам*, рассматривая, каким образом вкусы на них воздействуют. В избытке каждый вкус вызывает те или иные нарушения в организме. Поначалу избыток вкуса сказывается на той *доше*, которую он возбуждает, а затем и на той, которую он успокаивает. Так, злоупотребление солью сначала возбуждает *капху* (воду), что приводит к отекам, но затем может возбудить и *вату* (воздух), которую в малых количествах она успокаивает, вызвав жажду. *Доши* возбуждаются вкусами в разной степени: в малых дозах их сильнее всего возбуждает горький как самый истощающий вкус, затем следуют соленый, кислый, острый, вяжущий и сладкий. При недостатке каждого вкуса *доши* тоже возбуждаются: сначала те, которые он обычно успокаивает, затем те, которые он возбуждает. Так, недостаток сахара возбуждает *вату* и *питту*, повышая легкость организма, а его отсутствие ослабит даже представителя *капха*-типа. В целом, уже хотя бы потому, что дош всего три, а вкусов целых шесть, невозможно установить линейные связи, и **соотношения всегда оказываются многомерными**. Но здесь мы будем приводить растения с сочетанием только двух вкусов.

Вата – горечь воздуха и эфира

Вата усиливается больше всего горьким вкусом, который состоит из воздуха и эфира и наиболее сходен с ними, а затем вяжущим и острым, в состав которых входит воздух. Однако вяжущий вкус усиливает ее быстрее, тогда как влияние горького проявляется спустя некоторое время. Поскольку вмешательства требует чаще избыток *дош*, важно знать вкусовые способы их ослабления. Ослабляется *вата* более всего соленым, затем кислым и сладким вкусами, которые образуются элементами, отличными от тех, что образуют *вату*, и не содержат ни воздуха, ни эфира. Острый вкус тоже отчасти позволяет ослабить *вату* согревающим действием. Наилучшим вкусом для этой *доши* будет сочетание кислого или острого со сладким, доставляющим сочетание тепла и влаги. Нет соленых растений, кроме морских водорослей, тогда как сочетание кислого со сладким присуще большинству фруктов, а острого со сладким – таким сладким специям, как чеснок, лук, корица, имбирь, фенхель, кардамон, гвоздика.

Питта – кислота и острота огня

Питта значительно усиливается кислым вкусом, а также острым и соленым, поскольку каждый из них имеет в своем составе огонь. Ослабляется же *питта* больше всего горьким, затем вяжущим и сладким вкусами, в составе которых вообще нет огня. Кислый вкус фруктовых соков может временно успокаивать *питту* благодаря увлажняющим и жаждоутоляющим свойствам. В жаркую погоду при обильном потении такой же эффект может оказывать соленый. Но длительное применение в пищу кислого и соленого усиливает *питту*. Лучшим вкусом для *питты* считается горький, поскольку он снимает отеки и чистит желчь и кровь. Полезен также сладкий вкус, обладающий охлаждающими и насыщающими свойствами. Сочетание горького и вяжущего вкусов встречается в травах и зеленых листьях, у таких растений, как толокнянка, зимолюбка зонтичная, одуванчик, фиалка. Горький и сладкий – это редкое сочетание, которое отличает солодку, реманию, алоэ. Вяжущий и сладкий вкусы характерны для многих продуктов: семена лотоса орехоносного, эвриала устрашающая, картофель, бобовые, яблоки.

Капха – сладость земли и воды

Капха усиливается больше всего сладким вкусом, затем соленым и кислым, поскольку это влажные вкусы, которые содержат землю. Ослабляется *капха* лучше всего острым, затем горьким и вяжущим вкусами, которые обладают качеством сухости и содержат воздух. Соленый вкус способствует смягчению и снятию отеков, поэтому он временно облегчает вывод излишков *капхи*. Сходный эффект оказывают сладкие травы отхаркивающего действия, например, солодка (лакричник). Кислый вкус пищи в диете более всего благоприятен в комплексе мер для преодоления лишнего веса. Лучшим вкусом для *капхи* считается острый, обладающий противоположными ей свойствами. Сочетание острого и горького характерно для таких ароматических растений, как полынь обыкновенная, полынь горькая, кожура цитрусовых, зантоксилум (желтое дерево). Сочетание острого и вяжущего характерно для некоторых пряностей: шалфей, иссоп, восковница (мирика), корица.

Первоэлементы – ритуалы освящения

Здесь потребуется особое внимание. Добравшись до соотношения субъективных вкусов с первоэлементами, мы уже сделали один шаг назад, рассмотрев соотношение вкусов с дошами на границе биохимии и биоэнергетики. Но, памятуя о том, что биодуховный подход одинаково преобладает над биоэнергетикой и биохимией, здесь мы делаем еще один шаг назад, не упуская из виду занятые материальные рубежи. Иными словами, мы возвращаемся к богам, просматривая их присутствие в первоэлементах. Это очень важный аюрведический подход, который заключается в освящении пяти первоэлементов непосредственно в текущей жизни. В подобных ритуалах мы удерживаем во внимании всю вселенную от богов до их предельных материальных воплощений, расширяя собственное сознание до границ вселенной. И Сома – посредник между людьми и богами – снова играет свою роль: во всех ритуалах освящения в той или иной форме используются растения. Можно отметить, что Сома тоже конкретизируется, поскольку выбор растений зависит от их вкусов, то есть преобладания в них определенных элементов, которым и совершается поклонение. Сознательное использование элементов для укрепления здоровья и повышения осознанности является важным аспектом аюрведы как духовной практики.

Пять первоэлементов обладают важными лечебными свойствами, которые в общем делятся на две категории: очищение и защита. По общему правилу, более грубые первоэлементы очищаются более тонкими: земля очищается водой, вода – огнем, огонь – воздухом, воздух – эфиром. Нужно поддерживать чистоту первоэлементов тела и ума, ибо со временем они загрязняются, будучи склонны к присущему материи разрушению. Сначала необходимо очищать первоэлементы на уровне ума, ибо у первоэлементов присутствуют некие психические компоненты, а их освящение выступает самой радикальной мерой их очищения. Эти способы очищения должны применяться как меры профилактики. Во вторую очередь, нам необходима защита первоэлементов внутри себя, чтобы каждый из них беспрепятственно действовал в отведенной для него сфере. Соответственно, более грубые первоэлементы защищают нас от более тонких, особенно от непосредственно соседствующих с ними в последовательности: земля защищает от воды, вода – от огня, огонь – от воздуха, воздух – от эфира. Защитная функция первоэлементов в большей мере требуется физическому телу, но она затрагивает также и психику. Эмоциональная устойчивость тоже существенно упрочивается ритуалами освящения.

Земля – главный защитник от всех стихий

Земля – самая плотная стихия, которая вообще не способна ничего очистить, зато способна защитить нас от всех остальных стихий. Незащищенность от воды проявляется как открытость перед чужими чувствами и желаниями, готовность перенимать их. Земля, как защитник прежде всего от воды, может представляться в виде растений, ведь они тоже в значительной мере составлены из минеральных веществ. В особые аюрведические зубные порошки, применяемые для укрепления десен и устранения избытка слизи, добавляют глины с вяжущими свойствами в сочетании с травами. Нечистота самой земли проявляется в виде привязанности к телу и чувствам или к нашей собственности, что порождает жадность и алчность. Освящение земли происходит в том случае, если мы питаем к ней почтение через песнопения, медитации, ритуальном почитании камней. Священную землю можно хранить на алтаре, принеся ее из святого места или взяв пепел от священного огня. В аюрведическом целительстве вместе с лекарственными растениями часто используют священный пепел (*вибхути*) от особых растений. В ритуальном почитании земле приносятся ароматы, например, сандаловое масло.

Вода – очиститель земли и защитник от огня

Как защитник, вода «мертвая», а как освятитель – «живая». Вода не только очищает землю, но и выводит из организма отходы, освобождая каналы и поддерживая их чистоту. Лечебные ванны – один из основных лечебных методов аюрведы, к ним относят и нанесение на тело кунжутного и коксового масла, и аюрведический масляный массаж. Вода способствует извлечению свойств земли, будучи проводником и средой для усвоения трав и пищи. Незащищенность от огня проявляется как открытость для чужой воли и господства. Внутренняя защита водой выражается в питье жидкостей в жару и в приеме отваров успокоительных трав при лихорадке. Нечистота самой воды ведет к привязанности к эмоциям и личным взаимоотношениям, что порождает желания. Напротив, священная, или святая, вода есть во всех религиях, ибо она сохраняет в себе энергию молитв. Лучше всего хранить ее в медном, серебряном или золотом сосуде с очищающими травами. Это может быть листок базилика, шалфея или мяты, несколько капель эфирных масел базилика или сандала. В ритуальном почитании воде приносятся сладкие соки или твердые сладости.

Огонь – очиститель воды и защитник от воздуха

Нечистая вода очищается путем кипячения. Рекомендуется готовить травы, кипятя на медленном огне: это делает воду чистой, отчего она лучше перенимает свойства растений. Полезны потение и пропаривание, благодаря которым огонь очищает воду в теле. Сюда относится прием горячих и потогонных трав; а также специй для усиления пищеварительного огня и мыслительного процесса. Незащищенность от воздуха проявляется как открытость для чужих идей и влияний, а аюрведическая форма защиты огнем от воздуха состоит в приеме горячих трав для лечения от принесенной холодом и ветром ломоты, для чего используются имбирь, камфара, гаультерия, эвкалипт и аир. Нечистота самого огня проявляется привязанностью к воле и амбициям, что порождает гнев. Во всех есть религиях священные огни. Их разводили, поджигая навоз и *гхи*, и в очаг бросали, как приношения, рис и кунжут. Священный огонь очищает все, что в него «бросают»: мысли, страхи и тревоги. Можно использовать масляную лампу, свечу или бросать приношения в огонь камина. В ритуальном почитании огню приносятся священных растения или благовония.

Воздух – очиститель огня и защитник от эфира

Воздух очищает огонь, который на ветру разгорается сильнее. Как лечебный метод в аюрведе применяется *пранаяма*. К воздушной терапии относятся применение ароматических масел, ароматических веществ и благовоний, горьких трав, содержащих воздух. Пищеварительный огонь очищается и оживляется такими ароматическими травами, как мята и кардамон, а огни восприятия и чувств – камфарой и шалфеем. Незащищенность от эфира проявляется как открытость для чужих мнений, готовность принять чужое представление о реальности. Нормальное движение воздуха не позволяет разыгрываться нереалистичным фантазиям. Нечистота самого воздуха проявляется привязанностью к идеям и ожиданиям, что приводит к разочарованиям. Освящение воздуха свершается с помощью благовоний, иногда сжигаются ароматические растения: американские индейцы используют шалфей и кедр, а китайцы – полынь китайскую.

Эфир – тончайший очиститель всех стихий

Эфир (пространство) – самая тонкая стихия, которая не способна ни от чего защитить, зато способна очистить все остальные стихии. Воздух, спертый в замкнутом пространстве, теряет свою чистоту, а очищается в открытом пространстве. Такой застойный воздух лишает чистоты дыхание, а застой праны в любой части тела становится причиной болезни. Нам нужно располагать чистым пространством как в организме, так и в уме. Простор нужен также для движения и работы ума и чувств. Нечистота самого эфира проявляется в привязанности к своим представлениям о реальности, порождающим иллюзии. Для почитания священного пространства нужно определить место – алтарь или медиативную комнату. Для больших собраний такими местами служат храмы. Много священных мест на природе посещаются паломниками с целью очищения личного внутреннего пространства. Необходимо поддерживать чистоту и порядок, чтобы пространство оставалось священным. Простейший способ освящения состоит в том, чтобы поместить в пространстве цветок.

Дхату – наращивание тканей

В аюрведе классификация *дхату* служит наряду с *дошами* вторым способом подразделения болезней. Ткани – самая материальная составляющая организма, они составлены из элементов и отчасти подвержены влиянию тех или иных *дош*. Основным критерием их состояния тоже выступает избыток или недостаток, и коррекция состоит в наращивании недостающих тканей, а также в устранении избыточных. При лечении посредством умерения *дош* необходимо учитывать состояние затронутых ими тканей. Обычная пища больше действует на биохимическом уровне, а растения – на биоэнергетическом. Разные продукты и растения применимы для увеличения или уменьшения тканей, усиления или снижения их активности. Особые средства применяются для выведения *дош* из ткани, но здесь мы не будем их приводить по причине сложности подобного анализа. Есть методы непосредственного воздействия на ткани, прежде всего, масляный массаж кожи, о чем речь пойдет в следующем разделе. Мы сосредоточимся на методах прямого «взращивания» тканей через пищеварение, хотя не следует забывать о косвенном (втирание масел в кожу и пр.).

Воплощение ваты: костная матрица

Астхи-дхату – это все костные ткани, составляющие каркас тела. Кости – очень трудно восстановимая ткань, и именно истощение костей, приводящее к их хрупкости и негибкости, свидетельствует о необратимых процессах старения. Для общего укрепления при слабости костей и после повреждения назначаются тонизирующие растения: витания, корень окопника, купена, состав «Трипхала», солодка, кунжут. Среди растительных пищевых продуктов важны кунжут, пшеница, картофель и минеральные добавки кальция[2]. При тугоподвижности или артритных болях полезны смолы (гуггул, мирра, ладан), а также элеутерококк колючий, пуэрария и витания снотворная. Питание должно включать маслянистые и сытные продукты, а также улучшающие кровообращение специи: корицу, куркуму и имбирь. Рекомендуется масляный массаж, особенно с лечебными маслами на основе кунжута.

Воплощение питты: кровь и нервы

Ракта-дхату – это кровь, то есть струящийся по жилам «огонь». *Питта* сама по себе – это «отходы» крови, которая обеспечивает первую «огненную» функцию в организме – согревание всего тела, тогда как нервная ткань служит нам для просветления телесной материи. Вот почему, многие растения, уменьшающие избыток *питты*, сдерживающе воздействуют на кровь (см. главу о *питте*). При анемии полезны следующие растения: эмблика лекарственная, аспарагус кистеносный, ягоды дерезы, дудник китайский, горец многоцветковый (*хе шоу ву* или *фо ти*), ремания и корень окопника. Полезны такие продукты, как молочные отвары шафрана, железосодержащие фрукты и овощи, черный виноград, гранат, морковь, свекла, ямс, фасоль адзуки,

---

[2] Речь идет не о таблетках, а о природных источниках. Например, старое русское средство для восстановления зубов при недостатке кальция: растолочь яичную скорлупу, залить лимонным соком до шипения, принимать внутрь по чайной ложке в день, заглатывая без соприкосновения кислой субстанции с зубами. Эффект проявляется достаточно быстро и заметно.

кунжутное масло и гхи с куркумой. Вышеуказанные средства и продукты могут быть полезны также при слабости сердца, которая может также проявляться в снижении температуры кожных покровов конечностей. С этой целью назначаются такие сильнодействующие средства: красный перец, корица, имбирь, чеснок, аконит (очищенный). В целом, полезны все горячие специи и стимуляторы (кофе).

Маджджа-дхату включает в себя головной и костный мозг и все ткани нервной системы, пронизывающие все остальные ткани тела. Она отвечает за воплощение огня сознания в индивидуальном теле. Нервная ткань составляет наименьшую часть тела по объему, однако ее недостаток сказывается наиболее ощутимо, ибо она служит как для связи всего тела в единый организм, так и для связи всего организма с более тонкими телами. Именно на примере этой ткани очевидно преобладание духовного и энергетического подходов над биохимическим. Существенное влияние оказывают тонизирующие растения: ашвагандха, солодка, шатавари, семена лотоса. В пищу добавляют орехи (миндальные и грецкие) и кунжутное семя. Для налаживания обмена веществ в нервной ткани при вялости ума и чувств необходимы стимуляторы нервной системы, и особенно важны специи: аир, базилик, камфара, шалфей, мята, барбарис, копытень канадский. Допустим кратковременный прием растений с алкалоидами: чай, кофе, эфедра, турнера раскидистая (дамиана), йохимбе. Полезны растения, применяемые для очищения.

Воплощение капхи: плазма и мышцы

Раса-дхату – это плазма, как «водная» составляющая организма. *Капха* сама по себе представляет «отходы» плазмы, поэтому избыток *капхи* ухудшает плазму. Все меры снижения *капхи* направлены на очищение плазмы, избыток которой очевидно выражается в отеках (см. главу о *капхе*). Плазма – это основная ткань, через которую любое воздействие пищевых продуктов и лекарственных растений воспринимается и передается остальным тканям. Именно на ней особенно сильно сказывается влияние растений с противокапхическими свойствами. Увеличение плазмы требуется в случае обезвоживания, наступающего после длительной лихорадки. Применимы растения с успокоительными свойствами: аспарагус кистеносный (шатавари), солодка, алтей, вяз ржавый, корень окопника, ремания и офиопогон. Полезны растения с кислым вкусом: лимон, лайм, эмблика лекарственная (амалаки), маракуйя. Для увеличения количества воды в организме хороши сладкие фруктовые соки: виноградный, арбузный, ананасовый, кокосовый и нерафинированный сахар. Желательно избегать сухой тяжелой пищи, особенно бобовых. Предпочтительны густые супы, морские водоросли, рисовая каша. Показано внешнее применение кунжутного масла.

Мамса-дхату – это мышцы, или собственно плоть, составляющая все человеческое тело. Проблема лишнего веса решается в первую очередь путем устранения избытка *капхи*. Восстановление мышечной ткани требуется при бессилии, недоедании, изнурительных болезнях. Назначаются растения с тонизирующими свойствами: женьшень, астрагал, ашвагандха, бала, эмблика лекарственная, солодка, кунжут. Вся пища должна быть высоко питательной. Предпочтительнее пшеница с маслом, ячмень, кукуруза, картофель, орехи, бобовые (маш, соя, чечевица). Правильному распределению питательных веществ, равномерному пропорциональному наращиванию мышечной ткани содействуют физические упражнения, особенно комплексы йогических *асан*. При застойных явлениях полезны растения с улучшающими обмен веществ свойствами: куркума, гуггул, мирра, сыть круглая (муста), сарсапарель, марена сердцелистная, центелла азиатская и сок алоэ.

Медо-дхату – это жир, который в значительной мере состоит из воды. Жировые отложения – это основной способ запасать питание и воду в теле, поэтому при ожирении рекомендуется голодание или противокапхическое питание и потение в сауне. В том случае, если требуется увеличение жировой ткани, назначаются растения с тонизирующими свойствами: шатавари, белое мусали, ремания, сереноа ползучая (со пальметто), солодка и витания снотворная. В питании полезны жиры и масла, особенно кунжутное и миндальное, и сахара. Соответственно, полезны накапливающие воду вкусы – соленый и сладкий, равно как и меры поддержания первоэлементов воды и земли. Жировые ткани физически истощаются при подвижности, поэтому нужно сохранять покой тела и ума, чтобы излишняя нервозность не ускоряла обмен веществ и расход питательных веществ на эмоции.

Шукра-дхату – репродуктивная ткань, представленная семенем в мужском организме и яйцеклеткой – в женском. Она служит для зарождения нового тела, однако может быть вновь ассимилирована исходным телом и преобразована в более тонкую субстанцию *оджас*. Здесь преобладание духовного и энергетического подходов над биохимическим очевидно. Приращение ткани требуется при половом бессилии и бесплодии. Здесь существенны тонизирующие растения: витания снотворная, ремания, аспарагус кистеносный, мукуна зудящая (капикаччу), черное и белое мусали, диоскорея (ямс), горец многоцветковый, сереноа ползучая (со пальметто). В пищу добавляются сахар, лук, миндаль, кунжут, яйца, фасоль мунго (урад дал). Общая стимуляция половой системы при функциональных нарушениях производится при помощи таких растений, как чеснок, лук, пиппали, гвоздика, шафран, красный перец, турнера (дамиана), йохимбе, мускус, мукуна (капикаччу). Ткань истощается при выделениях из простаты и влагалища, поэтому для их сокращения назначаются растения с сушащими свойствами: черный перец, центелла азиатская, горечавка, шалфей, хмель и некоторые горечи. Поскольку же семя теряется при усиленной половой активности, для умерения полового влечения назначаются центелла азиатская, аир, шалфей, шлемник, горечавка, мускатный орех, пассифлора, хмель.

Массаж – впитывание масел

Мы завершаем данную главу массажем, который имеет как биохимическую, так и биомеханическую составляющую. Тем не менее, воздействие оказывается не машиной, а целителем, отчего массаж приобретает энергетическое и духовное измерения. Кроме того, определенную энергию и духовность доставляют масла. Что касается массажных масел, то как основу используют масла, которые самостоятельно не получишь, например, кунжутное. Но ароматические и лечебные масла на травах можно делать самостоятельно, это практикуется, и д-р Фроули дает нам технологию домашнего приготовления. Более того, при масляной терапии используются, в основном, именно масла на травах. Если вы выращиваете аюрведические растения, то у вас появляется дополнительная возможность их употребления: вырастил мяту, можно ее нюхать, можно чай из нее пить, а можно настоять в масле и массаж делать или же просто наносить на места локализации *чакр* на теле. Разумеется, впитывание масел кожей зависит от техники массажа и соответствующих участков тела, а также ему сопутствуют энергетические и духовные эффекты.

Техника традиционного аюрведического массажа уникальна по многим параметрам. В ней разработана система *марм* – особых точек, которые являются ключевыми не только для тканей и их соединений, но и действуют как места локализации выходов на энергетические каналы. Аюрведические врачи обычно предписывают массаж со специально приготавливаемыми маслами, растениями, ароматами в соответствии с индивидуальной конституцией, определяемой по соотношению трех *дош*. Растения и масла применяются также для уравновешивания первоэлементов, входящих в состав организма. Таким образом, они влияют сначала на химический состав тела, а через первоэлементы – на *доши* на энергетическом уровне, и отчасти через сопутствующий эффект ароматизации и расслабления оказывают биодуховное воздействие (например, воскурение ладана в церквях). Сочетание масел и растений, впитываемое кожей, хорошо питает физическое тело, органы чувств и тонкое тело. В качестве питания для соответствующих тканей и органов техника массажа вторична, и даже если вы не владеете приемами арведического массажа, их можно просто втирать в кожу для «подпитки». Однако владение техникой позволяет решить другие задачи, облегчающие доставку и усвоение питательных веществ: улучшение кровообращения, стимуляция и укрепление лимфатической системы, освобождение потока праны, или жизненной силы. Кроме того, он очищает тело, освобождая место для поступления свежих веществ.

В качестве основы, причем для всех видов конституции, чаще всего берется кунжутное масло, которое придает коже блеск и упругость. Кунжут содержит множество питательных веществ и микроэлементов, включая железо, кальций и фосфор. Кроме того, в нем содержится фермент, питающий головной мозг, поэтому кунжутное масло применяется для массажа головы и волос. Оно обладает успокаивающими и укрепляющими свойствами на биодуховном уровне. Массаж на биодуховном уровне – это работа с *гунами* посредством трех видов прикосновения: саттвичного, раджасичного и тамасичного. Эффект саттвичного прикосновения повышается при применении кунжутного масла с мягким сладким ароматом (сандал, роза и лаванда); раджасичного – легкого охлаждающего подсолнечного масла с пряным эфирным маслом (камфара, ветиверт, мята, гаультерия); тамасичного – порошков сушеных растений (имбирь, аир), легкого теплого горчичного масла, сильных эфирных масел (камфара, мята, эвкалипт, корица). Последние масла нередко можно использовать в значительных количествах. Касания всегда должны начинаться с саттвических, по необходимости переходя в раджасические и тамасические, но не обязательно, а в зависимости от состояния пациента.

Регулярное наружное применение масел имеет смысл включить в число общих мер по поддержанию здоровья. Перед сном полезно наносить масло центеллы азиатской (брахми) или кунжутное на подошвы и на голову и смазывать им волосы. Это способствует глубокому расслаблению, успокаивает ум и помогает погрузиться в глубокий сон. Для улучшения местного кровообращения рекомендуется масло гаультерии, эвкалиптовое, коричное, имбирное. Помогают снять мышечные спазмы масло, настоянное на сосновой хвое, камфаре, валериане. При частом в умеренной зоне ревматизме полезны масла чесночное, касторовое, горчичное, с мелкоизмельченным пажитником. Артрит облегчают следующие масла: горчичное, кунжутное, мятное, оливковое, касторовое (с сушеным имбирем), камфарное, масло маханараян, гаультерии. Отечность тканей при растяжениях и ушибах снимятся при помощи массажа с горчичным маслом настоянным на мелкоизмельченной куркуме или мирре. Интересно наблюдение, как меняются свойства любых масел в зависимости от цвета. Масла, хранившиеся в течение сорока дней в сосуде из красного стекла, согревают тело и способствуют ослаблению *ваты* и *капхи*, а в сосуде из синего стекла – охлаждению тела и ослаблению *питты*. Ниже приводится рецепт д-ра Фроули для приготовления масла, способного принести пользу любому человеку, независимо от его личной конституции.

Рецепт для трех дош

Состав: в одинаковых пропорциях берутся витания снотворная, Дашамула (10 кореньев), прутняк китайский (ниргунди), корень клещевины (Эрандамул), бурхавия раскидистая, солодка, сида сердцелистная. Только для *питта*-типа рекомендуется добавить центеллу азиатскую (гота колу) и сандал. Масляную субстанцию составляют кунжутное масло (для *ваты* и *капхи*) или же кокосовое масло (для *питты*). Для изготовления нужно придерживаться следующей последовательности действий. Все растения взять в равных частях в виде порошков или измельчить и просеять. Высыпать смесь растений в воду, объемом в 16 раз больше объема трав и оставить на ночь. Наутро кипятить смесь на медленном огне, пока в посуде не останется четверть воды (около часа), после чего растения отцедить. В отвар добавить литр масла (кунжутного или кокосового) плюс пол части измельченного свежего имбиря. Снова кипятить, пока не выпарится вся вода и не останется одно масло (около часа). Очевидно, определение личной конституции для приготовления этого «всеобщего» масла все-таки необходимо.

Согревание и увлажнение ваты

Людям с преобладанием *ваты* полезно теплое кунжутное масло, способное противостоять холодности и сухости «воздуха», снять боль в мышцах и тугоподвижность, смягчить невралгию и снизить повышенную чувствительность. Для борьбы с запорами применимы миндальное, горчичное, и касторовое масла, которые оказывают согревающее, питающее и успокаивающее воздействие. Эти же продукты полезны при сухости кожи. Для улучшения кровообращения и «заземления» применимы тяжелые масла (кунжутное), растения с согревающими свойствами: аир (*вача*), имбирь, древогубец (целаструс), дашамул (10 кореньев), солодка, корица, витания снотворная, нардостахис (джатаманси), валериана. Обильное нанесение масла на области толстой кишки, груди и таза, способствует уравновешиванию *ваты*. Допустимы следующие ароматические добавки: сандал, хина, мускус, мирра, гаультерия. Поскольку преобладание *ваты* вызывает повышенную чувствительность к холоду, согревание особенно важно для таких людей в умеренной зоне. На уровне эмоций *вата* вызывает нервозность, и успокоительный массаж важен в стрессовых условиях западной жизни.

Охлаждение и увлажнение питты

Людям с преобладанием *питты* полезны охлаждающие масла: оливковое, кокосовое и подсолнечное вместе с охлаждающими ароматами: роза, лаванда, сандал, кус-кус (ветиверт), жасмин. Они противостоят перегреву и воспалительным процессам, помогают от кожной сыпи, диарее и головной боли. Их следует применять в жару, когда *питта* наиболее возбудима. Большинство людей *питта*-типа может использовать кунжутное масло на основе растений, применяемых для ослабления *питты*. Люди *питта*-типа имеют маслянистую кожу от природы, им масла следует наносить умеренно. Применяются следующие растения с охлаждающими свойствами: центелла азиатская (брахми), ветиверия (кус-кус), мелкоизмельченный сандал, куркума, кориандр, фиалка, солодка, нардостахис, аспарагус кистеносный. Для охлаждения головы на виски и «третий глаз» наносят охлаждающие эфирные масла: розовое, сандаловое, фиалковое. Люди *питта*-типа прекрасно переносят холодный климат в умеренной зоне, но вспыльчивы в условиях напряженной городской жизни. Для них массаж во многом носит характер психологического успокоения.

Согревание и осушение капхи

Людям с преобладанием *капхи* полезны согревающие, осушающие масла: горчичное, миндальное и кукурузное, а также горячие эфирные масла: эвкалиптовое, камфарное, мускусное и хинное. Они хорошо действуют для улучшения кровообращения и при болезненных проявлениях, вызвынных избытком сырости в теле: синуситы, простуды, ожирение и излишнее слизеобразование. Кожа людей *капха*-типа содержит достаточно масла от природы, поэтому количество масла сводится к минимуму (тогда можно использовать и кунжутное масло). Для добавок хороши растения с согревающими сушащими свойствами: аир, сида сердцелистная, сбор «Дашамул», имбирь, корица, шишкоягоды можжевельника, а также следующие ароматы: хина, мускус, кедр, мирра, эвкалипт. Это наиболее «проблемный» тип в умеренной зоне, где слишком много холода и влаги, поэтому для устранения вялости и застоя им нужен сильный массаж. Он действенен и для психологического снятия «капхических» сонливости и уныния.

Глава 4.
Лечение как *тапас* –
путь подвижничества

В контексте аюрведы как духовной практики болезнь приобретает самостоятельную ценность. Смысл болезни в пределе совпадает со смыслом *тапаса* (аскетизма), когда тело нарочито помещается в экстремальные условия, отчего происходит очень сильное растождествление со своим телом. Болезнь – это *тапас* изнутри, когда тело начинает растождествляться с личностью. Не случайно нередко духовная самореализация происходила с людьми на грани «неизлечимой болезни». Далее, самолечение оказывается дальнейшим принятием позиции растождествления с телом, ибо для того, чтобы изменить его состояние, надо исходить из самой первичной ведантической установки: «Я не есть мое тело». Когда человек занимает трансцендентную позицию свидетеля, он может оценивать состояние принадлежащего ему тела и приводить его в порядок теми или иными методами, продолжая наблюдать «со стороны» за происходящими в нем изменениями. Соответственно, такая же позиция требуется при нервных расстройствах, когда саморефлексия начинается с принятия установки: «Я не есть мои чувства». И, наконец, при умственных расстройствах человек может как никогда ясно осознавать, что он не является собственным умом. Таким образом, при правильном отношении к болезни и лечению, они становятся мощным средством ведантической практики, позволяя в конечном счете получить ответ на вопрос «Кто Я?».

В связи с воспринятыми нами тремя подходами к траволечению можно выделить также и три основных причины заболеваний, каждая из которых будет требовать соответствующего подхода к лечению. Кармические причины коренятся в неправильных идеях о реальности, подкрепленных неверными поступками в прошлом, и хотя следствия проявятся на энергетическом и физическом уровнях, в лечении должен преобладать биодуховный подход. Энергетические причины заложены в нарушении энергетической структуры, и они требуют биоэнергетического подхода. Наконец, физические причины могут касаться просто погодных условий, и здесь будет преобладать биохимический подход, направленный на изменение рациона. По большому счету, все болезни кармические, поэтому мы снова должны подчеркнуть биодуховный подход.

Итак, мы не видим смысла углубляться здесь в конкретные болезни, а должны остановиться на принципиальных стратегиях отношения к болезни как таковой и самых общих формах терапии. Все способы аюрведической терапии делятся на облегчающие и тонизирующие, а первая из них подразделяется на успокоительную и очищающую. В большинстве случаев, они должны проводиться именно в таком порядке: успокоение, очищение, усиление. Кроме того, тонизирующая терапия может быть возведена в форму омоложения, но это отдельная тема. Как обычно, при проведении учитывается индивидуальная конституция, поэтому данная общая схема по-разному применяется даже для «практически здоровых» людей. Поскольку человек в тленном теле есть по определению «существо больное и умирающее», все эти виды терапии вовсе не ограничиваются тяжелыми случаями явственных заболеваний, а могут и должны выполняться как практика людьми здоровыми. Их проведение изобилует множеством таких тонкостей, для описания которых здесь просто нет места, поэтому мы предполагаем, что в целом они вам известны, или предлагаем обратиться к книгам и целителям. В каждом разделе мы сосредоточимся на классических рекомендациях по применению растений.

Успокоительная терапия

Успокоение заключается в уменьшении загрязнения в физическом теле, которое и вызывает «беспокойство», или возбуждение *дош*, и выведении их из организма. Загрязнения состоят из токсичных скоплений плохо переваренной пищи прежде всего в кишечнике, поэтому успокоение по сути оказывается мягким очищением. В таком качестве оно может предварять следующую стадию как подготовка или же заменять ее в тяжелых случаях. В целом, в нее входят семь процедур, где растения используются для сжигания токсинов и стимулирования пищеварения (такие специи и горечи, как имбирь, горечавка, фенхель). Остальные относятся к общим мерам по упорядочению образа жизни: легкая пища, упражнения, солнечные ванны, обветривание. Но даже все прочие меры необходимы для укрепления пищеварительного огня (*агни*) и сжигания токсинов. С их помощью очищается пищеварительный тракт, куда из глубинных тканей переносятся токсины, которые затем можно вывести из организма. Когда токсины оказываются в пищеварительном тракте, показана очистительная терапия.

Успокоение ваты

- Масляный массаж с большим количеством лекарственного кунжутного масла, настоянного на сочетании сладких трав: витания снотворная (ашвагандха), сида сердцелистная (бала), аспарагус кистеносный (шатавари) с ослабляющими вату специями (корица, имбирь, аир). Полезны миндальное и абрикосовое масла. Лекарственные кунжутные масла применяются внутренне, но не более одной-двух столовых ложек в день и не более одной недели подряд.

- Мягкая пототерапия в парилке или в горячей ванне с мягкими потогонными травами (корица и имбирь) или тонизирующими: сида сердцелистная (бала), корень окопника, сбор «Дашамула».

- Сытная пища: орехи, злаки (грубый рис, пшеница, овес), корнеплоды, фрукты. Специи: имбирь, фенхель и корица. Тонизирующие растения: чеснок, витания снотворная (ашвагандха), сида сердцелистная (бала), корень окопника и женьшень. Травяные вина (понемногу): дракша, красное вино. Короткие голодания (один-три дня) с пряными чаями: имбирный и кричный.

Успокоение питты

- Легкий массаж с умеренным количеством охлаждающего масла (кокосовое или оливковое) вместе со сладкими травами: центелла азиатская (готу кола), эклипта (бхрингарадж), сандал, солодка и аспарагус кистеносный (шатавари). Внутренне можно принимать лекарственные гхи (трипхала гхи и брами гхи) одну-две столовых ложки ежедневно. Ароматические масла: сандал, ветиверт, роза.

- Прохладные души и ванны или мягкое пропаривание с охлаждающими травами: мята, тысячелистник, лопух (репейник), завершающееся прохладным душем.

- Умеренное питание: сладкие фрукты, сырые овощи, соки зеленых овощей, прохладные злаки (рис и пшеница), маш, специи (кориандр, кумин, фенхель). Охлаждающие травы: сок алоэ, барбарис, одуванчик, окопник, клевер луговой, лопух, кориандр. Голодание на травах (одуванчик, лопух), соках зеленых овощей или фруктов (ананас, гранат).

Успокоение капхи

- Интенсивный сухой и глубокий массаж с легкими маслами (горчичное) или горячими травами на основе легкого масла или спирта (корица, горчица, камфара). Внутренне сухие масла – горчичное или льняное.

- Интенсивная сухая пототерапия с горячими потогонными и отхаркивающими травами: имбирем, шалфеем, тимьяном и корицей.

- Легкое питание с приготовленными на пару овощами, мочегонными злаками, бобовыми и горячими специями (красный перец, имбирь). Сухие и горячие острые травы: имбирь, красный перец, девясил, аир, мирра, чеснок, «Трикату». В рамках программы снижения веса можно применять горечи: сок алоэ, куркума и барбарис – в мелкоизмельченном виде с медом. При насморке и густой мокроте можно принимать вовнутрь старый мед, особенно с пряных цветов (шалфей). Голодание сроком от трех дней до одной недели, причем с сокращением приема жидкости (допустимы специи и мед).

Очистительная терапия

С целью устранения дисбаланса *дош* следует периодически проводить пять очистительных процедур. Нужно не дожидаться недомоганий, а просто проделывать их ежегодно ради поддержания здоровья. Очищающая терапия показана в том случае, когда возбужденные *доши* находятся в пищеварительном тракте. Если они проникли в ткани, то их невозможно вывести, а сначала следует провести успокоительную терапию. К пяти процедурам относятся: рвота, прием слабительных, лекарственные клизмы, закапывание в нос. Все это водные процедуры, которые допускают и даже требуют добавления растительных настоев, а кровопускание как средство очищения крови может быть заменено приемом трав. Перед ними проводятся интенсивные масляные ванны и потение, которые тоже насыщены растительными добавками. Это считается самым радикальным способом очищения организма: **очищение кишечника устраняет *питту*, рвота – *капху*, а клизма – *вату*.** Аюрведа придает процедурам широкое применение в качестве профилактических мер для укрепления здоровья, которые зависят от конкретного человека, времени года и культурной среды. По сути, это элемент философской практики «заботы о себе» (ср. Мишель Фуко).

После успокоительной терапии и перед очистительной терапией следует промежуточный **период подготовки**, состоящий из двух стадий: промасливание и пропотевание. Они логически следуют одна за другой, ибо промасливание еще больше относится к успокоению, а пропотевание уже больше относится к очищению, да и просто технически масло нужно потом отмыть горячей водой. По продолжительности масляная терапия занимает 1–3 недели, причем масла подбираются в соответствии с конституцией, а при заболеваниях назначаются лекарственные растительные добавки. В данном случае массаж вообще не важен – важно только само промасливание. Для его усиления рекомендуют принимать масла и вовнутрь: кунжутное масло или *гхи* для *ваты*; *гхи* для *питты*; горчичное или льняное масло для *капхи*. Пропаривание следует за промасливанием и проводится в специальном паровом ящике, но можно использовать горячие ванны, душ, сауну или парилку. Людям *вата*-типа перед пропариванием следует выпить достаточное количество лимонного или лаймового сока с солью и других кислых соков. Люди *капха*-типа принимают специи: сушеный имбирь, состав «Трикату» с медом. Люди *питта*-типа пьют чай из корня лопуха (репейника), одуванчика, клевера лугового или вяжущих трав (гибискус). В обоих случаях эти процедуры могут проводиться по ситуации либо длительно понемногу, либо интенсивно за краткий промежуток времени.

Прежде чем приступить к рассмотрению трех главных процедур Панчакармы, отметим две второстепенные и часто обособленные. *Насья* – это очищение носа. Травяные препараты для очищения носа включают отвары, масла, *гхи*. Кроме того, производится сжигание трав для воздействия на носовые проходы их дымом. В Панчакарме очищающие травы вдыхают через нос либо вводят в виде отваров или масел. С этой целью применяют следующие растения: аир, гвоздика, барбарис, шалфей, базилик и центелла азиатская (готу кола). Можно вводить в нос для очищения мелкоизмельченные аир, барбарис и шалфей. Для очищения мозга закапывают масло аира или центеллы азиатской (готу колы). Для очищения носовых проходов при помощи дыма сжигают такие травы, как гвоздика, аир и барбарис. Целительное кровопускание – архаическая процедура очищения крови, распространенная во всех системах восточной медицины, ныне неприменимая в составе Панчакармы. Ее может заменить длительное применение сильнодействующих улучшающих обмен веществ растений: марена сердцелистная (манджишта), катука (пикрориза курроа), куркума и лопух (репейник). В наше время ее часто заменяют *широдхарой* (масляным промыванием Аджни).

Очищение ваты

Басти (очистительная клизма) – основа почти всякого лечения, ибо большинство болезней вызваны расстройством функций *ваты*. Скопление нечистот в кишечнике не только выступает причиной общего отравления организма, но и вызывает энергетический дисбаланс из-за нарушения работы нижних *чакр* и *апана-праны*, что отражается в негативных эмоциях и в неправильных решениях. Клизма – это средство мягкой терапии, которая применяется в зависимости от состояния для тонизации или облегчения. Очистительные клизмы используются для выведения сильной *ваты* при помощи отваров из ослабляющих ее трав. Типичная очищающая клизма включает аир, фенхель или имбирь с одной-двумя столовыми ложками каменной соли и половиной чашки кунжутного масла на литр отвара. Без масла и мягчительных трав (вроде солодки) клизма оказывает осушающий и истощающий эффект. За очистительными часто следуют тонизирующие клизмы в качестве тонизирующей терапии. Лучше всего поставить масляную клизму, взяв полчашки кунжутного масла на полчашки теплой воды. Однако это уже не входит в очистительную *панчакарму*.

Очищение питты

Виречана (прием слабительных) – это простейшая из процедур *панчакармы*, действие которой совершенно очевидно. Очищение *питты* означает очищение «печи», где горит пищеварительный огонь. В качестве сильных слабительных берутся ревень, сенна, алоэ или же касторовое масло. Первый рецепт: четыре части корня ревеня можно смешать с одной частью фенхеля, имбиря и солодки и перед сном принять от 2 до 5 граммов с медом или теплой водой. Второй рецепт: выпить теплого молока, добавив в него две чайных ложки касторового масла и полчайной ложки сушеного имбиря. Сильные слабительные одинаково очищают тонкий и толстый кишечник. Горькие слабительные (ревень, сенна и алоэ) чистят также печень и желчный пузырь. Состав *«Трипхала»* – мягкое аюрведическое слабительное, поэтому оно требует применения больших доз (10-30 г). Данная процедура очень полезна для людей *капха*-типа, но может ослабить пищеварительный огонь у людей *вата*-типа, которым она не рекомендуется.

Очищение капхи

Вамана (вызывание рвоты) – это рискованная процедура, особенно при преобладании ваты в организме, ибо при неумелости можно нанести серьезный вред. Если не уверены – не беритесь. Рвоту следует вызывать утром на пустой желудок. Сначала нужно выпить одну-две чашки слабого ветрогонного чая из мяты или фенхеля (2 чайных ложки травы на 1 чашку). Через несколько минут, следует выпить чашку рвотного чая, крепко заваренного из солодки, аира, ромашки или лобелии, которые обладают рвотными свойствами (30 г одной травы на 2 кружки воды). Почувствовав тошноту, нужно ввести в рот указатльный и средний палец и вызвать рвоту, надавив на заднюю часть языка, однако лучше делать это сокращением мышц в положении стоя с наклоном вперед. Возможно, поначалу придется выпивать больше рвотного чая. Важно полностью опустошить желудок, чего легче достичь в результате одного-двух сильных рефлексов, чем серии слабых, что также гораздо безопаснее.

Тонизирующая терапия

Всякое настоящее подвижничество ведет к чистой радости бытия. После изуверских очистительных процедур тонизирующая терапия призвана подготовить практикующего к восприятию переживания наслаждения существованием, наполнить его жизненной силой. Она показана также при любом духовном упадке, эмоциональном спаде, физическом истощении. По времени года она требуется, в основном, осенью и зимой, чтобы пополнить запас прочности. Тонизация вообще проще облегчения и требует только одного – усиленного питания. Прежде всего, надо просто побольше есть. А к другим способам усиленного питания относится введение веществ через кожу (масла). Следует особо отметить, что она полезна вегетарианцам, которыми являются большинство духовных практикующих. А если мы рассматриваем болезнь как очищение, то закономерно она требуется в период выздоравливания. Наибольшую же пользу она приносит в условиях холодного климата, особенно тем, кто занят физическим трудом вне помещения на холоде. И, наконец, она полезна всем престарелым людям, перенесшим тяжелое очищение жизнью и готовящимся перейти в миры блаженства. Но учтите, что тонизирующие продукты и травы часто трудно перевариваются.

Тонизация ваты

Люди *вата*-типа нуждаются в тонизирующей терапии по природе, поскольку ветер постоянно иссушает их организм. Им положено отдыхать, проводить мягкий масляный массаж, полезны теплые ванны, однако от физических нагрузок следует воздерживаться. Питание должно включать цельнозерновые злаки (пшеница, рис, овес), бобовые, корнеплоды, орехи, молочные продукты и даже яйца и мясо с маслами, солью и специями. Особое блюдо для выздоравливающих – *кичари*, приготовленное из равных частей риса-басмти и лущеного маша (бобов мунг).

Питание должно быть обильным, но не тяжелым, а разделенным на частые приемы. Хорошие тонизирующие растения: ашвагандха, женьшень, гуггул, мукуна (капикаччу), бала, шатавари, алтей аптечный, корень окопника, астрагал, солодка и состав «Трипхала» со специями (имбирь, корица, гвоздика, длинный перец). Д-р Фроули приводит следующий рецепт. На стакан теплого молока с чайной ложкой гхи и чайной ложкой нерафинированного сахара берется 4 г ашвагандхи и 1 г аира. Состав следует принимать раз в день, а при тяжелом бессилии допускается прием до четырех раз.

Тонизация питты

Люди *питта*-типа меньше нуждаются в тонизации по энергичной огненной природе. Допустим мягкий массаж, но без обилия масла, пропотевание лучше не проводить, а ванны – умеренно теплые. Недопустима послабляющая терапия, лучше воздерживаться от физических нагрузок. При необходимости тонизирования питты нельзя есть сырую пищу и пить холодные соки. Питание должно быть обильным, без голоданий, ибо у людей *питта*-типа высокая кислотность. Полезны цельнозерновые злаки (пшеница, рис, овес), маш, тофу, приготовленные на пару овощи, сладкие молочные продукты. Ограничить сахар и соль, никаких специй. Тонизирующие растения: амалаки, сок алоэ, шатавари, бала, готу кола, алтей аптечный, корень окопника, ремания, солодка, желе *«Чаванпраш»*. Д-р Фроули приводит следующий рецепт. На стакан теплого молока с чайной ложкой гхи и чайной ложкой нерафинированного сахара берется 4 г шатавари и 2 г фенхеля. Состав следует принимать раз в день, а при тяжелом бессилии допускается прием до четырех раз в день.

Тонизация капхи

Люди *капха*-типа склонны к полноте, приводящей к общей слабости, поэтому для них важно не столько питание, сколько стимуляция. Полезен сильный массаж, мягкое пропотевание, полноценный отдых, но не дневной сон. Следует воздерживаться от больших физических нагрузок, полезны солнечные ванны и умственные упражнения без напряжения. Нельзя есть сырую пищу и слишком много легкой пищи. Рацион должен состоять из цельнозерновых злаков (кукуруза, ячмень, риса басмати), бобов мунг, тофу, нута, чечевицы, любых специй. Следует исключить молочные продукты и ограничить масла. Полезны грибы шитаки. При бессилии можно потреблять кунжутное масло и миндальные орехи, но со специями. Хорошие тонизирующие растения: чеснок, пиппали (длинный перец), гугул, мирра, алоэ (в виде сока со специями), девясил, корица, имбирь, шиладжит (мумиё). Нельзя принимать горечи: сенна, ревень, горечавка и барбарис. Д-р Фроули приводит следующий рецепт. Две чайных ложки сока алоэ на пол чайных ложки свежего имбирного сока и одну чайную ложку меда. Состав следует принимать два раза в день, а при серьезной слабости допускается прием каждые два или три часа.

Глава 5.
Алхимия *расаяны* –
идеал боговоплощения

Только *аватары* (боговоплощения) сохраняют вечную молодость, что остается заветной мечтой человека смертного. Аюрведические методы омоложения (*расаяна*) считаются просто особым видом усиленной тонизирующей терапии. Вот почему в общей стратегии она следует за глубинным очищением организма и выведением всех излишков *дош*. Ведь иначе именно они начнут усиливаться мощной подпиткой и окончательно разрушат тело. Обратное тоже верно – всякое очищение значительно ослабляет организм, поэтому тонизирующая терапия становится просто необходима после него. Соответственно, глубинное очищение при помощи *панчакармы* способно вызвать эффект «чистой горницы», когда изгнанный из тела бес возвращается и приводит семеро худших бесов, поэтому после него необходимо усиленное тонизирование, то есть по сути омоложение. Считается, что наибольшее значение имеет омоложение репродуктивной системы, поскольку сексуальная энергия в процессе алхимической взгонки служит основой для создания *оджаса* (см. Гл. 1).

Омоложение тела

В связи с приемом всех тонизирующих растений обычно делается общее предупреждение, которое касается омоложения любых тканей и органов. Омолаживающие растения тонизируют, но не питают организм. А поскольку они улучшают обмен веществ, то организму требуется сытная пища: мед, сахар, гхи, кунжутное масло, миндаль, финики, изюм, пшеница, рис, бобы мунг, семена лотоса орехоносного. В противном случае, тонизация приведет к изнуряющему эффекту. Здесь уместно также обратить внимание на исходно китайские растения, применимые в аюрведе. Культура «внутренней алхимии» была значительно развита в Китае, где даосская практика направлена на трансформацию физического тела. Китайским целителям испокон веку известен широкий спектр омолаживающих растений, позволяющих добиваться «физического бессмертия». Я воспроизведу перечень растений, приведенный д-ром Фроули для омоложения различных тканей и органов.

Расаяны для тканей

- Плазма: аспарагус кистеносный (шатавари), алтей аптечный, корень окопника, вяз ржавый, караген (ирландский мох).

- Кровь: эмблика (или амалаки, в виде желе чьяван праш), аспарагус кистеносный (шатавари), шафран (в молочном отваре), гхи на основе куркумы, дудник китайский (тан гуэй), ремания, дереза китайская.

- Мышцы: женьшень, сида сердцелистная (бала), эмблика лекарственная (амалаки), витания снотворная (ашвагандха).

- Жировая ткань: кунжутное масло или гхи с тонизирующими травами витанией или сидой сердцелистной.

- Костная ткань: витания, корень окопника, купена, гуггул, мирра, элеутерококк колючий, коралловая басма.

- Нервная ткань: гхи с добавками аира или центеллы азиатской (готу колы), солодка, витания снотворная, терминалия хебула (харитаки), сандал, семена ююбы.

- Семя: витания, сида сердцелистная, горец многоцветковый, аспарагус кистеносный, семена лотоса орехоносного, черная и белая мусали, сереноа ползучая, чеснок.

Расаяны для органов

- Легкие: пиппали (длинный перец), девясил, терминалия беллирийская (бибхитаки), чеснок, пажитник (шамбала). Все растения применяются в основном в молочном отваре или вместе с мягчительными (аспарагус кистеносный или крень окопника).

- Сердце: шафран, корица, роза, лотос, сандал, женьшень, плоды боярышника, дракша (аюрведическое виноградно-травяное вино).

- Желудок: аспарагус кистеносный (шатавари), алтей аптечный, бамбук тростниковый, солодка.

- Тонкая кишка: имбирь, корица, альпиния аптечная, кардамон, фенхель, дракша.

- Печень: сгущенный сок из листьев алоэ (с куркумой), кунжутное масло, гхи с горькими растениями (барбарис, куркума и марена сердцелистная), дудник китайский, ремания, корень одуванчика.

- Селезенка: солодка, женьшень, сида сердцелистная, астрагал.

- Толстая кишка: «Трипхала», терминалия хебула (харитаки), ассафётида, базилик.

- Почки: шиладжит, якорцы (гокшура), ремания, горец многоцветковый, центелла азиатская (готу кола), эклипта (брингарадж).

- Головной мозг: центелла азиатская, аир, терминалия хебула, эвольвулюс алсиновидный, нардостахис (джатаманси) – все только в виде лекарственных гхи.

- Матка: аспарагус кистеносный, сок алоэ, шафран, мукуна (капикаччу), дудник китайский.

- Яички: витания снотворная (ашвагандха), сида сердцелистная, мукуна (капикаччу), черная мусали.

Омоложение ума

Омоложение ума (*брахма-расаяна*) – это древнейшая и важнейшая часть аюрведы как духовной практики. В контексте целительства омоложение ума составляет основу омоложения человека в целом, поскольку главные болезнетворные факторы коренятся в уме. По философии йоги, ум омолаживается только в тишине и безмолвии, которые достижимы только с позиции трансцендентного свидетеля – *Пуруши*. Итак, на самом деле, *брахма-расаяна* входит в сферу высших видов йоги – джняна-йоги (самоисследования) и бхакти-йоги (самоотдачи), однако она выступает не их целью, а побочным следствием. Здесь возникает своего рода порочный круг: если мы обеспокоены старением тела и пытаемся его омолодить путем духовной практики, то она никогда не будет успешной, ибо в ее основе лежит отрешенность от тела, а значит и омоложение нам не достанется. Если же мы всецело погружены в духовную практику, то старение тела перестает быть хоть сколько-то значимым. Так, когда Рамакришна Парамахамса умирал от рака, один преданный спросил его: «Учитель, вы великий йог, почему же вы не можете себя вылечить?» Святой ответил: «Я думал, что говорю с умным человеком, а вы предлагаете такие глупости. Мое сознание всецело отдано Богу, как же я могу забрать его обратно и направить на это жалкое тело?». Вот почему при ограниченных целях омоложения достаточно вполне умеренных средств успокоения ума: *мантра, пранаяма,* саттвическая пища и «умиротворяющие» растения.

Среди саттвической пищи важнейшим продуктом является *гхи.* Полезны цельнозерновые злаки, орехи, свежие фрукты и сырые овощи. Из вкусов должен преобладать сладкий, а пить следует только свежую воду. Для очищения каналов можно принимать вместе с медом такие саттвические специи, как имбирь, корица, кардамон, фенхель и аир, но только в небольших количествах. Недопустимы стимуляторы вроде кофе, чая, шоколада, алкоголя. Полезны сандаловые благовония, саттвические ароматические масла и другие ароматы, вроде камфары. Хорошо окружать себя благоухающими прекрасными цветами, такими как розы. Из трав наиболее полезна центелла азиатская или готу кола, а также брами (водный иссоп, Бакопа Монье) в виде брами расаяны (травяного желе из центеллы). Рекомендуется следующий состав: смешать четыре части центеллы, одну часть аира, одну часть витании снотворной (ашвагандхи), одну часть солодки. Принимать две чайных ложки на стакан воды или молока с гхи.

Заключение.
Омоложение и освобождение

«Не избегнешь ты доли кровавой,
что земным предназначила Твердь.
Но молчи! – Несравненное право
самому выбирать свою смерть».
Николай Гумилев

Ведическое откровение гласит, что смертное никогда не может стать бессмертным, а бессмертное – смертным. Аюрведическая *расаяна* выступает лишь условием продления продолжительности текущего воплощения, позволяя отработать в нем как можно больше личной кармы, чтобы как можно дальше продвинуться на пути к освобождению. Алхимические преобразования в телесной материи вовсе не предназначены для физического преображения, которое ставится целью в тантрической традиции. Ведантист не держится за тело, хотя и дорожит им. Аюрведа и те школы йоги, которые развивались в рамках веданты и носят общее название «классической йоги» (в отличие от «хатха-йоги» как тантрической практики обретения лучезарного тела из световой материи) готовят нас к «смерти» в прямом смысле расставания с телом. Но выбор времени и способа оставления тела – за практикующим, если он достиг соответствующей степени самосознания. В древних эпосах символом окончательного освобождения было самосожжение на костре, сложенном своими руками, после достижения слияния с Реальностью, когда тело становится уже ненужным.

Примечательно, что кармические причины, приводящие в новому воплощению, называют «семенами», что так явно перекликается с библейскими псалмами сокрушенного судьбой Давида, в отчаянии возглашающего «Человек – яко трава...». Точнее, по-ведантически, человеческое тело – словно трава, вырастающая и увядающая, но оставляющая семя собственного возрождения в поле сознания. Вместо самосожжения на костре

Шри Рамана Махарши «сжег» тело в пожирающем огне растущей раковой опухоли, накануне успокоив всех словами: «Все устроится за три дня». Освобождение как избавление от обусловленного человеческого существования есть «прокаливание кармических семян», так что они окончательно теряют свою всхожесть. Как ни покажется странным жаждущим «вечной молодости», аюрведа как духовная практика есть методология прокаливания семян непосредственно в процессе их произрастания. Расаяна составляет важную часть этого процесса, ведущего к состоянию *тригунатита* путем мощнейшего усиления одновременно триединства *теджаса, оджаса* и *праны*.

Аюрведа как духовная практика полна драматизма в непрерывном памятовании о неизбежной смертности тела, взращивающем силу духа. Мы принимаем травки не затем, чтобы «поправить здоровье» и протянуть в бренном теле подольше. Мы впитываем субстанцию роста, возливаем *сому* в жертвенный огонь, чтобы воочию видеть Бога. Мы применяем *расаяну* не ради «вечной молодости», а ради полноценной старости, которая по ведическому замыслу стадий жизни должна стать периодом предельной ясности осознания, которая возможна только в теле, «испепеленном» до невесомости. Д-р Фроули дает прекрасное описание полноценного старения, приводящего к совершенной отрешенности от мирской суеты и безразличию к плотским утехам. С позиций веданты, современная культура «омоложения», когда даже старики обязаны подражать молодежи, чтобы их не сочли больными и бесполезными, выглядит дичайшим бескультурьем, лишающим человека возможности правильно завершить текущее воплощение и уйти из жизни. Лишь восстановление ведических ценностей делает применение аюрведы адекватным, а иначе она вырождается в знахарство наподобие «принятия родов у бесплодной женщины». Какой смысл лечить тело, если вообще не знаешь, что с ним дальше делать?

Согласно веданте, жизнь на Земле происходит от трансцендентной божественности, поэтому она сама по сути божественна и вечна. В противоположность жизни, материальные явления (*пракрити*) не имеют ни сознания, ни души, и сами по себе все они совершенно неподвижны и неразумны. Жизнь в воплощении противоречива, ибо она пытается совместить несовместимое – сознательность и бессознательность, чувственность и бесчувственность. Вот почему она временна и ограничена, и все живые создания обречены на смерть. Внешняя форма отчасти отражает внутреннюю жизнь, которая в действительности принадлежит Богу. Духовная практика направлена на установление личного тождества с божественной Самостью непосредственно при погруженности в материальную безличность, ибо лишь в единении крайних противоположностей достижима подлинная целостность. Аюрведа позволяет сохранять равновесие в частных аспектах воплощения на Пути.

Приложения

Список литературы

Bakhru H. K. Herbs that heal. Natural remedies for good health. Delhi, 1990

Frawley D., Lad V. The yoga of herbs. An Ayurvedic Guide to Herbal Medicine. Delhi, 2000.

Frawley D. Ayurvedic Healing. A comprehensive Guide. Delhi, 1995.

Johnstone W. W. Indian vegetable culture for hills and plants. Delhi, 2002

Polunin O., Stainton A. Flowers of the Himalayas. New Delhi, 1984

Santapau H. Common Trees. New Delhi, 1966

Sharma P. V. Fruits and vegetables in Ancient India. Varanasi, 1979

Swami Sivananda. Yoga Asanas. Rishikesh, 2004.

Swarup V. Ornamental Horticulture. New Delhi, 1997.

Айенгар Б. К. С. Прояснение йоги. М., 2003.

Айенгар Б. К. С. Пранаяма. Искусство дыхания. Киев, 1995.

Басов М. А. Женьшень на вашем огороде. Л., 1988.

Джохари Х. Дханвантари: жизнь по законам аюрведы. Полное практическое руководство. Киев, 2000.

Есудиан С., Хейч Э. Йога и здоровье современного человека // Антология йоги. Т. 1. Киев, 1999.

Жизнь растений. В 6 т. / Под ред. А. Л. Тахтаджяна. М., 1981.

Гортинский Г. Б., Яковлев Г. П. Целебные растения в комнате. М., 1993.

Йоги Гупта. Йога: молодость на всю жизнь // Антология йоги. Т. 2. Киев, 1999.

Мишра Р. С. Основания йоги. Киев, 2000.

Пастушенков Л. В., Пастушенков А. Л., Пастушенков В. Л. Лекарственные растения. Л., 1990.

Пироженко А. А. Целебные растения. Киев, 1970.

Приходько С. И. Лечебница на подоконнике. Киев, 1968.

Свами Шивананда. Йога-терапия. Киев, 1997.

Свами Сатьянанда Сарасвати. Асана. Пранаяма. Мудра. Бандха. Киев, 2000.

Свами Сатьянанда Сарасвати. Йога-нидра. М., 2002.

Современная фитотерапия. / Под ред. В. Петкова. София, 1988.

Соловьева Л. Н. Наука о жизни с позиции аюрведы. М., 1998.

Ферштайн Г. Энциклопедия йоги. М., 2002.

Фроли Д. Йога и аюрведа. Самоисцеление и самореализация. М., 2002.

Шри Йогендра. Личная гигиена йога. Киев, 1997.

Эберт Д. Физиологические аспекты йоги. СПб., 1999.

Йогические асаны

Перечень асан, задействованных в главе 2 «Травы для практики асан». Более подробное выполнение самих асан можно найти в любой йогической литературе с иллюстрациями. Здесь приводятся наиболе простые и известные асаны, которые используются большинством школ и учителей йоги. Выполнение асан может отличаться в разных стилях технически, но не принципиально. Рекомендации по применению трав – общие для всех стилей.

1. Акарша Дханурасана
2. Ангуштхасана
3. Ардха Матсьендрасана
4. Ардха-Матсьясана
5. Баддха Падмасана
6. Бхуджангасана
7. Випарита Карани Мудра
8. Вира Бхадрасана
9. Врикшасана
10. Дандасана
11. Джатхара Паривартанасана
12. Дханурасана
13. Йога-мудра в Ваджрасане
14. Йога-мудра в Падмасане
15. Кукуттасана
16. Курмасана
17. Макарасана

18. Маюрасана

19. Навасана

20. Наули Крийя

21. Павана Муктасана

22. Падангуштасана

23. Падахастасана

24. Париврита Паршвоттанасана

25. Паривритайкапада Ширшасана

26. Пашчимоттанасана

27. Сарвангасана

28. Сурья Бхедана Пранаяма в Ваджрасане

29. Триконасана

30. Убхая Падангуштасана

31. Упавишта Конасана

32. Урдхва Дандасана

33. Урдхва Дханурасана

34. Урдхва Мукха Пашчимоттанасана

35. Уштрасана

36. Халасана

37. Хаста Врикшасана

38. Шавасана

39. Шалабхасана

40. Шашанкасана

41. Ширшасана

42. Экапада Джатхара Паривартанасана

Указатель трав

Ведический центр «Рюген»

Автор учебных программ

Д-р Давид Фроули (пандит Вамадева Шастри) – один из самых известных и признанных исследователей *Вед* на Западе. Научная школа, которую возглавляет д-р Фроули, стремится адаптировать ведические знания к реальности современного западного мира без утраты духовности. Книги д-ра Фроули по аюрведе и другим ведическим знаниям на сегодня являются наилучшими из доступных источников информации по этому предмету. В течение двадцати лет он читает лекции как на конференциях на Западе, так и в индийских ашрамах. Будучи признанным преподавателем международной Федерации йоги, д-р Фроули преподает в Американском индуистском университете.

Прививая своим ученикам духовное видение, основанное на ведических текстах, д-р Фроули учит их видеть йогу и аюрведу как одно целое. Он преподает аюрведу с учетом современных взглядов на питание человека, применяя индийские и западные травы, йогу и медитацию. В курс по ведической астрологии он вложил свое понимание и личный подход к ее преподаванию западным людям. В ходе своей многолетней практики он сумел сделать эту индийскую науку понятной современному человеку, не утрачивая духовной наполненности, и признан профессором *джйотиши* Индийским советом астрологических наук.

Среди более двадцати книг, написанных д-ром Фроули, на русский язык переведены «Травы и специи» (с д-ром В. Ладом), «Йога и сакральный огонь», «Йога и аюрведа», «Аюрведическая терапия», «Нети: целебные секреты йоги и аюрведы», «Аюрведа и ум», «Аюрведическая астрология», «Астрология провидцев», «Аюрведа и *марма*-терапия» (с д-ром Ранадом и д-ром Леле), «Йога для вашего типа» (с С. Козак). В настоящее время готовятся к изданию «Ведантическая медитация» и «Из священных истоков: Ведические знания в современную эпоху». Все они представляют собой учебные пособия для заочных программ обучения.

http://www.vedanet.com

Курсы заочного обучения

Аюрведическое целительство
Курс заочного обучения

Предлагаемая программа охватывает все аспекты теории, диагностики и исцеления. Особое внимание уделяется фитотерапии с использованием индийских и западных трав. Предлагается модель терапии, доступная в западных условиях, включая питание, *асаны* и *пранаямы*, духовные и психологические методы воздействия. Основная цель курса – заложить основу аюрведической практики.

Йога и Аюрведа
Углубленный курс заочного обучения

Йога и аюрведа – родственные науки; традиционно они преподавались совместно, и только в последнее время их естественная связь прервалась. Цель курса – воссоединить эти великие традиции и преподать модель йога-терапии, основанную на аюрведе. Курс освещает терапевтическое применение всех восьми ступеней йоги и предназначен для тех, кто уже обладает познаниями в аюрведе и йоге.

Астрология Провидцев
Курс заочного обучения

Ведическая астрология (*джьотиша*) – это идеальный инструмент для исследования всех сторон жизни: от здоровья до просветления. В этом курсе она преподается совместно с аюрведой, что представляет интерес для тех, кто изучает аюрведу и йогу. Конечная цель - заложить основу для того, чтобы стать ведическим астрологом, хотя обучение начинается с уровня начинающего.

http://www.vedic-center-ruegen.de
david.frawley@vedic-center-ruegen.de

Сведения об авторе

Мария Владимировна Николаева (Атма Ананда, Шанти Натхини, Долма Джангкху, Маде Шри Нади)

- специалист по западной и восточной философии и личностной психологии (три диплома);
- действительный член научной Ассоциации исследователей эзотеризма и мистицизма;
- кандидат в члены Интернационального союза писателей с международным паспортом писателя;
- член Союза Перводчиков России (Санкт-Петербургское отделение);
- автор 33 научных и популярных книг по восточным культурам (общий тираж 115 000 на русском);
- 15 переизданий на 6 иностранных языках (английском, китайском, индонезийском, литовском, эстонском, украинском);
- свыше 120 статей в периодических и академических изданиях, включая материалы научных конференций в вузах;
- переводчик и литературный редактор классических текстов и книг известных современных восточных мастеров;
- постоянный корреспондент российских и зарубежных журналов ("Йога", "Ёgα", 'Ubud Community', 'Sanur Community');
- регулярно дает интервью для масс-медиа (CNN (США), "Эхо Москвы", "Голос России", "Теории и практики", 'BaltNews' (Эстония), "Русские Афины" (Греция), 'Front News' (Болгария), 'OMNI Scriptum' (Германия), 'Beinenson.News', "Планета семинаров" и др.).

Параллельно с активной профессиональной философской деятельностью писателя и учителя, четверть века посвятила синтезу духовных практик в разных традициях:

- первый этап в западной культуре: биофак, древнегреческая и классическая немецкая философия, духовное делание в христианстве, путь воина, оккультизм, экстрасенсорика и биоэнергетика;
- 5 лет в Индии: проживала в ашрамах, совершала паломничества к святым местам в Гималаях; проходила тренинги в духовных центрах, сертифицирована как инструктор по йоге, была приглашена в Индийскую академию йоги, получила посвящения в крийя-йоге, натха-сампрадайе, буддизме ваджраяны, степень мастера рейки; приняла карма-санньясу;
- 2 года в 10 странах Юго-Восточной Азии (от Индии до Китая): проводила исследования в разных культурах, сидела долгие медитативные ритриты (випассана и дзен), изучала даосизм, тайцзы, шаманизм и др.;
- 5 лет на острове Бали (Индонезия): давала индивидуальные консультации по духовным практикам, сотрудничала с местными священниками и целителями, служила проводником по местам силы;
- с 2014 вернулась в Петербург: издает полное собрание своих трудов, продолжает преподавание практик и чтение лекций, будучи почетным членом РОО «Петербургская школа йоги», и параллельно реализует проект "Восток на Западе" (1 год в 10-ти странах Европы).

Соавтор «Травы для йоги»

Тарасова Юлия *Владимировна* – специалист по ботанике и экологии растений; сотрудник лаборатории дистанционных методов изучения экосистем (Санкт-Петербургское отделение Института химической физики им. Н.Н. Семенова РАН). Имеет 15-летний стаж работы в ботаническом саду С.-Петербургского государственного Университета. Опыт работы в малом бизнесе по направлениям: ландшафтный дизайн, интерьерный фитодизайн, экодизайн и медицинское озеленение помещений. Соавтор восьми книг по использованию растений в традиционных оздоровительных системах, двух научных статей; опыт научной редакции переводной литературы. Участник двух проектов: "Формирование экологической культуры у детей дошкольного возраста" и "Диагностика состояния внутренней среды помещений и разработка проектов фитомодулей для коррекции параметров микроклимата" в Экспертно-консультационном бюро ЭКОЛ Санкт-Петербургского Политехнического Университета.

Содержание

Аюрведическая
духовная практика

Травы для йоги:
Опыт адаптации к умеренной зоне

***

www.ingramcontent.com/pod-product-compliance
Lightning Source LLC
Chambersburg PA
CBHW060254290526
45789CB00001B/318